U0278034

走出绝望

心理医生教你摆脱抑郁的折磨

包祖晓——主编

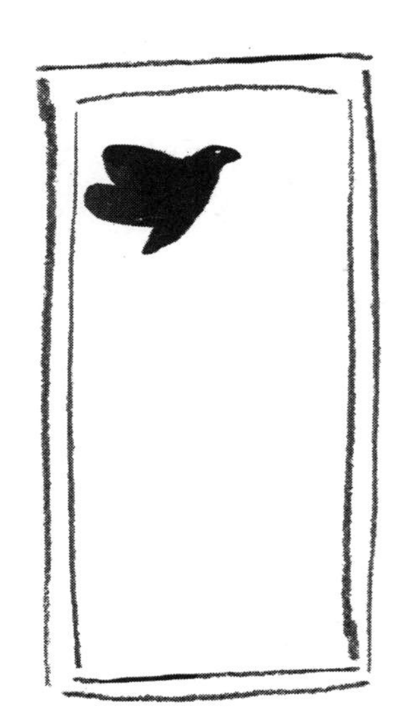

華夏出版社
HUAXIA PUBLISHING HOUSE

图书在版编目（CIP）数据

走出绝望：心理医生教你摆脱抑郁的折磨/包祖晓主编. --北京：华夏出版社有限公司，2020.8（2021.5重印）

ISBN 978-7-5080-9916-3

Ⅰ. ①走… Ⅱ. ①包… Ⅲ. ①抑郁症－精神疗法 Ⅳ. ①R749.405

中国版本图书馆 CIP 数据核字（2020）第 043898 号

走出绝望：心理医生教你摆脱抑郁的折磨

主　　编　包祖晓
责任编辑　梁学超　　苑全玲

出版发行　华夏出版社有限公司
经　　销　新华书店
印　　刷　三河市少明印务有限公司
装　　订　三河市少明印务有限公司
版　　次　2020 年 8 月北京第 1 版
　　　　　　2021 年 5 月北京第 2 次印刷
开　　本　720×1030　　1/16 开
印　　张　14.25
字　　数　182 千字
定　　价　59.00 元

华夏出版社有限公司　地址：北京市东直门外香河园北里 4 号
邮编：100028　　网址：www.hxph.com.cn
电话：（010）64663331（转）

编 委 会

主编

包祖晓

参编人员

陈宝君　虞安娜　李　燕　何聪聪

何贵平　章永川　包静怡

谨以此书

献给罹患抑郁并正在痛苦中挣扎的人们

献给从事抑郁治疗的医护人员

前　言

在中国，有很长的历史传统把道德行为的伦理选择既看作是一种情绪，也看作是一种政治表态；抑郁情感在当时是不被接受的，因为它意味着“被污名的精神病”和“社会的失调”。因此，许多人把抑郁症的医学问题道德化，普遍否认抑郁症的存在，导致大量的抑郁症病人得不到有效的诊治。

现在，另一种极端的现象正在悄悄地形成，那就是许多人把抑郁症的社会文化问题医学化了，人们普遍把抑郁症当成了某些现象（如自杀、社会适应困难）的罪魁祸首，导致抑郁症的滥诊断、滥治疗现象以及“谈抑郁色变”现象的出现。只要你在医生面前哭泣，他就有可能给你下“抑郁”的诊断，并开出抗抑郁药。有些人甚至在不高兴时，就以抑郁症为名到医院要求医生开具休假证明。

因此，正确地认识抑郁、规范诊治抑郁自始至终是各界亟待解决的问题。

德国著名的精神科医生曼弗雷德·吕茨告诫道：“在这个世界上，其实没有精神分裂症，没有抑郁症，没有成瘾症——有的只是承受着各种不同痛苦现象的人……”他的好友埃克哈德·冯·希尔施豪森提出：“一个有品质感的大夫，是离不开自我怀疑精神的。那些号称‘啥都懂’类型的大夫，还是趁早别找他，洗洗睡吧。”

作为精神/心理卫生科医生，作者对这些观点深表赞同。在长期与抑郁者打交道的过程中，作者发现，抑郁首先是生活或者是人生问题，然后才是医疗问题，我们需要把抑郁问题还原回生活/人生问题去加以解决。

有鉴于此，作者以自己长期的临床实践为依托，在整理大量国内外文献和临床经验的基础上，撰写《走出绝望：心理医生教你摆脱抑郁的折磨》。该书从新的视角对抑郁及其治疗问题进行了深入剖析，纠正了有关抑郁诊治过程中的误区；详细介绍了诊治抑郁所需要的检查和评估，对于易混淆的疾病进行了整理；本着标本兼治的原则，在论述抑郁症常规的药物治疗和心理治疗方法之外，深入探讨了抑郁治疗中的深层次问题；并附以大量的临床治疗案例。

作者深信，如果抑郁者能综合运用书中介绍的治疗方法去疗愈，唤醒我们每个人都拥有的自愈力，那么，我们不仅可以治愈抑郁，而且会使自己的心灵得到成长。这样，不仅减少了个人和社会的医疗支出，更重要的是，人会变得更健康，生命变得更有意义。

本书内容通俗易懂，不仅适合抑郁者及其家属阅读和使用，还可供健康保健人员、临床医护人员、精神 / 心理卫生工作者阅读和使用，对健康人群和高“压力”人群的修身养性也非常合适。

包祖晓

2019.8.1

目 录
contents

目录
contents

第一章
透视抑郁认识过程中的怪现象及出路

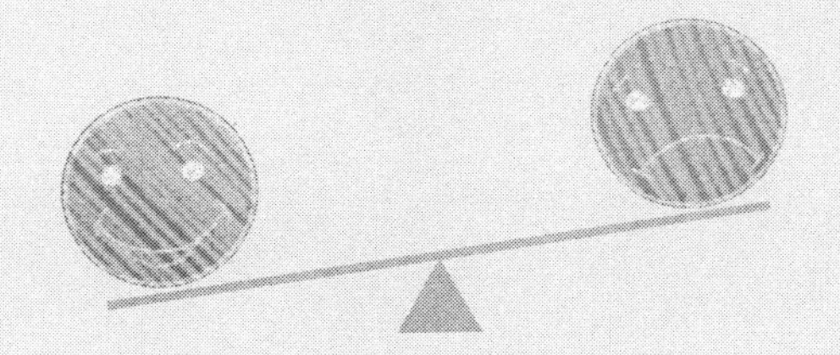

一日复一夕，一夕复一朝。
颜色改平常，精神自损消。
胸中怀汤火，变化故相招。
万事无穷极，知谋苦不饶。
但恐须臾间，魂气随风飘。
终身履薄冰，谁知我心焦。
——阮籍

这首诗是阮籍所作《咏怀》中的内容，不仅深刻地刻画了抑郁患者内心跌宕起伏的过程，而且是对抑郁症在我们社会中演变过程的写照。

本书的作者发现，我们社会对抑郁症的认识存在一种怪现象：数十年之前，由于人们否认抑郁症的存在，导致大量的抑郁症病人得不到有效的诊治，这是把抑郁症的医学问题道德化的结果；现在，由于人们把抑郁症当成了某些现象的罪魁祸首，出现了抑郁症的滥诊断现象，这是把抑郁症的社会文化问题医学化的结果。作者还发现，抑郁首先是生活或者是人生问题，然后才是医疗问题，我们需要把抑郁问题还原回生活 / 人生问题去加以解决。

作为读者的你如果不信，请读下面内容。

从否认到罪魁祸首现象

一、对抑郁症的否定现象

所有被诊断患有重度抑郁障碍的病人在治疗前都被告知了诊断结果，并且得到了有关抑郁症的生物医学解释。正如我们刚才讨论的，多数病人在服用了抗抑郁药物之后都觉得症状得到改善。不过只有 11% 的病人在后续调查中说他们的病是抑郁症，而 69% 的病人仍然坚持（或者开始相信！）认为他们的病是神经衰弱。也就是说，尽管病人被告知自己患的是抑郁症，并且他们的病被当作抑郁症治疗也有了效果，但是只有 7% 的病人改变了自己的疾病解释模型：从神经衰弱到抑郁症。令人吃惊的是，在治疗之后，把自己的病症称为神经衰弱的病人的比例要超过治疗之前。事实上，当我们试图解释他们的疾病是抑郁症的时候，多数病人都否认这一点。

因而，病人鲜明地拒绝“抑郁症”这一精神病学标签，而重新肯定“神经衰弱”这一器质性医学标签。不仅是我们提到的传统中国文化因素，而且更新的政治思想都助长了这一行为。在“伟大的”无产阶级“文化大革命”期间，所有的精神疾病，包括最著名的抑郁症，都被激进分子质疑为错误的政治思想。这种思想的残余仍然影响着抑郁症这个词，它意味着退缩和消极，在中国那种政治热情激荡的情绪化大环境中，这种行为意味着背叛和另类。抑郁症背后的这种含义导致了“文化大革命”中的灾难，甚至在今天的功利主义政治氛围中，在后“文革”时代的中国，这些都不是病人与家庭希望与之扯上关系的公众符号。

……

我们的分析显示，尽管国际精神病学界毫无疑问对中国同仁施加了巨大压力，要求把神经衰弱改为抑郁症，但是神经衰弱和抑郁症有着更为复杂的关系，前者——而不是后者——在中国社会仍然是（至少在目前）从一个社会角度来说更合适，从文化上来说更被认可的诊断类别。

上述内容是著名的美国医学人类学家、文化精神医学家凯博文博士于 30 年前在中国进行抑郁相关研究之后所得出的结论。

事实的确也是如此。当时的中国要么缺乏关于抑郁障碍发病率的报告，要么极低。据报道，1980 年夏天，湖南医学院的精神科门诊部在一星期内接待了 361 名病人，其中 36% 诊断为神经衰弱，1% 诊断为抑郁症。

之所以整个社会都不愿意接受抑郁症的诊断，正如凯博文博士所说，与当时的社会、文化、政治的环境有关。在当时的环境中，抑郁症几乎是意志薄弱、立场不坚定、人品不好的代名词。因此，否认抑郁症的存在是“理所当然”的了。

二、把抑郁症当成罪魁祸首的现象

经过改革开放后数十年的发展，人们不仅开始逐渐接受抑郁症的诊断，而且许多时候把抑郁症当成自杀、灾难、社会适应困难等现象的罪魁祸首。下面这些曾经发布在媒体上的文章标题或多或少反映了这种观点：

中铁公司总裁在家中意外逝世，患有抑郁症

小虎队师姐于佳卉烧炭自杀，生前患重度抑郁症

传明星夫妻谢娜张杰离婚，张杰曾患抑郁症想跳楼自杀

新疆财经大学跳楼女生：患有抑郁症

潍坊市副市长陈白峰自缢身亡，有多年抑郁症病史

《人民日报》大地副刊主编徐怀谦患抑郁症自杀

蚌埠一医生跳楼身亡，疑似患有抑郁症自杀

导演李晓因抑郁症自尽身亡

德州一名50岁男子因患抑郁症服药自杀，跳入冰河被民警救起

22岁女歌手本兮逝世，疑似因抑郁症跳楼

18岁史学天才抑郁症跳楼身亡

男子爬高压线触电身亡，男子生前患有抑郁症

乔任梁或死于抑郁症

北邮研究生签约前跳楼，曾被确诊为重度抑郁症

人民银行四川眉山分行一干部坠亡，生前患抑郁症

摄影师任航疑因抑郁症跳楼自杀，他的作品颇遭争议

……

事实上，包括抑郁症在内的精神疾病可能是自杀的重要因素，但并非

是自杀的必要条件，更不是充分条件。另外，精神疾病有可能和自杀行为是共病，是由某种因素引发的（有关抑郁与自杀的问题将会在第二章再讨论）。

因此，与数十年前否定抑郁的存在相类似，把抑郁症当成自杀、灾难、社会适应困难等现象罪魁祸首的背后或许同样存在着社会学、文化学、价值观方面的原因。例如：如果把不想做事、社会失败等原因归结为抑郁症，那么自己就可以不用为不良后果负责了；如果从医学的角度去解释自杀的原因，那么就可能会淡化社会、文化等方面的责任……难怪胡建兵在《岂能用抑郁症为自杀官员盖棺定论》一文中提出："抑郁症不能再成为自杀官员的通病，不能拿抑郁症来充当自杀官员的'遮羞布'。官员因抑郁症自杀，这不但于情于理说不通，也不合乎逻辑，老百姓也不会轻易相信。因此，对于官员自杀，不能简单地用'抑郁症'盖棺定论。"

三、小结

作者无意从政治方面对抑郁症进行解读，但从媒体关于抑郁症的相关报道以及自己的心理卫生科临床所见分析，现在的确有些人已经把患了抑郁症作为其工作太过认真投入以致"工伤"的依据了。更极端的是，作者不时会遇到有些人以抑郁症为借口，要求医生给其开具休假的证明；只要员工把抑郁症的诊断证明放在领导的办公桌上，没有领导敢不同意其休假的。换句话说，在某种程度上，抑郁症已经成了"新身份"的象征了，已具有非医学方面的含义了。

作者经常陷入沉思：在 30 多年的演变之后，人们从否认抑郁到把抑郁当成罪魁祸首的现象，这是社会的进步还是人性的倒退？

从诊断不足到滥诊断现象

一、诊断不足现象

抑郁症的发病率和患病率因国家、区域、年代、调查人员、调查方法的不同而有所不同。据世界卫生组织（WHO）统计，全球抑郁症的发病率约为 11%，已经成为世界第四大疾病，预计到 2020 年将成为第二大疾病，仅次于冠心病。我国抑郁症的发病率为 3% ~ 5%，在这些患者中有 10% ~ 15% 的患者可能最终死于自杀。

据调查，女性有抑郁症的终生患病率约为 20%，男性有抑郁症的终生患病率约为 10%。1998 年，世界精神卫生调查委员会（world mental health survey consortium，WMH）对焦虑障碍、心境障碍、冲动－控制障碍及药物依赖的年患病率、疾病严重程度、功能损害程度和接受治疗情况等进行了调查，2004 年报道了已完成的 14 个国家的 15 项调查结果，各国心境障碍的年患病率在 0.8% ~ 9.6% 之间，其中以美国为最高，尼日利亚最低；我国北京、上海分别为 2.5% 和 1.7%。调查还发现，各类精神疾病都有严重的功能缺损，而且很大比例的患者未得到治疗，在我国至少 50% 未得到治疗；而抑郁症患者从未就医者高达 62.9%。2005 年 6 月在北京举办的亚洲精神科学高峰会公布了这样一个数据：目前中国内地的抑郁症患者已超过 2600 万，其中近 400 万抑郁症患者面临自杀危险。

与高发病率和患病率形成鲜明反差的是，前往精神卫生科或精神病专科医院的实际就诊率不足 1/3；目前全国地市级以上医院一般内科医生对于包括抑郁症在内的心理障碍的识别率只有 15.9%，抑郁症的临床漏诊率高达 50% ~ 60%，导致只有约 1/4 的病人才能接受正规治疗。

二、滥诊断现象

“医生，我最近心情不好，是不是患抑郁症了？”

“我觉得自己真的像网上说的那样，开心不起来，老是想一些以前不好的经历。我怕我得抑郁症了。”

“有时候会有一些一闪而过的‘邪念’—— 生活真没意思，还不如死掉。但马上又被自己的想法吓住了，不寒而栗。我肯定是得了抑郁症了，那不是完蛋了吗？”

“自从生了孩子之后，觉得幸福感大大降低，每天都为孩子的事情担心着，就怕有什么不好，精神一直紧绷着，心情不好，都影响奶水了，我不会是产后抑郁了吧？”

……

这是我们心理卫生科门诊经常遇到的有趣的现象，不少就诊者一进诊室就急切地如此发问。尤其是前段时间，某年轻艺人被报道因抑郁症自杀，近年来关注度本就颇高的抑郁症再一次引发众多的关注。许多人对照着网上的测试表进行自我检测，好多人发现自己存在或轻微或较严重的抑郁症状，出现惶惶不可终日的现象。

曾经有一家公司希望能在医院推广简易的抑郁筛查量表，医务部工作人员为了慎重起见，在自己部门 10 个人中进行了测试，结果发现，有 8 个人存在轻度的抑郁表现，从而拒绝该量表在医院内部推广。

在精神行业内部，随着神经症概念的淡化，许多医生把抑郁性神经症或神经症性抑郁直接诊断为抑郁症。换句话说，目前抑郁症的诊断存在被过度泛化的倾向。

作者曾遇到一例癔症样人格者被诊断为抑郁症而服用抗抑郁药长达 15 年。该来访者因为情绪经常受外界的“刺激”出现波动，发作时哭泣、失眠、自我伤害，就诊过不少医院，有诊断为“复发性抑郁”，还有诊断为“双相抑郁”，医生们不断地给她换用抗抑郁药，有时加用心境稳定剂，但疗效不佳。一年前，她的侄子在我们心理卫生科轮转学习，目睹我们许多时候不给来访者套上抑郁症、焦虑症等疾病诊断名称，而用心理治疗的方法促使其心灵成长，并取得了不错的效果，从而介绍其过来就诊。经过详细了解病史和人格评估，考虑其存在癔症样人格，经过10余次的正念治疗而情绪稳定，并摆脱了抗抑郁药，随访一年，情绪稳定。

如果这是误诊现象还可以理解和原谅，那么现在有些医生连抑郁、焦虑都不分，给病人模糊地下“抑郁焦虑障碍”的诊断就有些过分了。

三、小结

其实，心理量表只用于评估情况，供医生参考的，它并不能用于诊断；而且，有抑郁表现并不等于患有抑郁症。作者以为，客气地说，从诊断不足到滥诊断现象属于矫枉过正；不客气地说，这种现象的背后存在着某种与利益相关的黑手在操纵。

需要把抑郁问题还原回生活 / 人生问题

有一群快乐的愚人在工作。他们在一块开阔地上搬运砖头。砖头在一边垒好之后，他们再把这些砖头运到另一边去。就这样，他们年复一年、日复一日地从事着同样的工作，从无停顿。一天，一个愚人停下来足够长的时间，让他可以问自己，我在做什么。他想知道搬砖头的目的是什么。从这一刻起，他再也不能满足于以前做的事情。

而我，就是那个想知道自己为什么要搬砖头的愚人。

这是一条自杀遗言，是绝望的灵魂看不到生活的意义，在自杀之前写下的最后的话。为抑郁所苦的读者们，你们是否对此感同身受呢?

有存在主义取向治疗经验的人都知道，抑郁症患者之所以痛苦，甚至选择自杀，是因为他们解决不了自己生命旅程中的孤独、无意义、自由与责任等问题。下面这位女士即是如此（来源于《台州晚报》）：

为了孩子忍受婚姻十几年，忍出抑郁症

49 岁的张女士患重度抑郁症多年，反反复复发作，经常发呆，不想见人，懒散，做事情没有动力，觉得生活没有意思。张女士育有一女，20 岁。否认精神病史，否认家族史，说家庭关系尚好，近半年来因身体不适住在娘家。

接诊的台州医院心理卫生科副主任医师包祖晓发现，尽管治疗期间张女士恢复正常工作，但她就诊时的表现有些不协调，面部笑容存在装的成分，其间反复问其家庭、生活情况，她总回答尚好。包祖晓见过其丈夫，她丈夫显得老实、憨厚，由于她不愿意吐露心声，他也不好多问。

近日张女士到医院复诊，希望减药，医生从对她的相关检测中怀疑她有家庭问题，再次询问其家庭关系，她开始大哭，说："包医生，我忍了 20 多年，10 年前女儿哀求：'妈妈，请不要离婚，如果要离也要等我长大再离'，为了这句话，我忍到现在，我丈夫是个好吃懒做的人，什么事都不管，还好赌。现在女儿大了，我跟丈夫说：'放过我吧，给我自由。'丈夫终于同意了。"

包祖晓说，很多到心理科求助的人都有工作、家庭、情感等问题，有些人会愿意主动说出来，有些人出于面子，面对医生的追问总是搪塞，这对疾病的治疗很不利。像张女士，不幸的婚姻是她抑郁的主要原因，一方面因长期忍受着对丈夫的不满，另一方面又因女儿不希望父母离婚而不得不忍受着这段婚姻，内心的挣扎和煎熬让她的抑郁越来越严重。而在丈夫同意离婚后，她自觉情况好转，所以希望减药。

在告诉医生自己终于要解脱的时候，她长叹一口气说："为了女儿，我多忍了十几年，现在终于离婚了！"

抑郁症常常被称为"现代病""时髦病"。美国的抑郁症患者安德鲁·所罗门曾在他的《抑郁》一书中写道："抑郁症是现代西方世界中产

阶级才有的痛苦。”在国内，有调研数据表明，房价的拉高与抑郁病人增多成正比，北上广深，是国内抗抑郁药卖得最多的四个城市，当然也是国内房价最高的四个城市。

与此相对的现象是：在建筑工地上，那些辛苦的民工们，中午吃好饭，就头枕几块木板、脚搁在砖头上席地而躺，居然还睡得打起响亮的呼噜声；在医院里，那些护工们每天生活在一个终日嘈杂吵闹、人来人往、从不熄灯的病房里，依然精神饱满地照顾病人、和家属闲聊、跟老乡们插科打诨，见缝插针地靠在椅子上打盹；在农村，那些劳动的人们日出而作、日落而息，晚上一家人聚在一起吃饭、聊天。甚少见他们得了什么抑郁症、失眠症这类的疾病。

因此，抑郁首先是生活或者是人生问题，然后才是医疗问题。我们临床发现，对于所谓的抑郁症，只要你仔细探索，总能找到其背后有着孤独、无意义、自由与责任等“存在性”方面的问题。正如维克托·弗兰克尔在治疗一位“由于体验不到存在的意义，导致他没办法从两年前的丧妻之痛中走出来”的来访者时所记录：

我该怎么帮助他？我该和他说什么？我不会告诉他什么；相反，我问他这个问题：“如果是你先过世，你妻子独自活下来的话，会怎么样？”他说：“那对她来说太可怕了。她得受多大的痛苦！”我接着说道：“你看，她可以不用承受这样的痛苦，是你让她免于这样的痛苦，但是你为此付出的代价就是独自活下来哀悼她。”他一句话没有说，只是握了握我的手，然后平静地离开了我的办公室。

从某种程度上可以说，患抑郁症往往是因为他的心底还有一颗没有彻底丧失的灵魂存在，那些没心没肺的人是不会患抑郁症的。或许这也是现在抑郁症的诊断泛滥的部分原因所在，因为有些人想用抑郁症为自己脸上“贴金”。

下面再借北大徐凯文教授提出的“空心病”来强调一下把抑郁问题还原回生活 / 人生问题的重要性。

“空心病”——价值观缺陷所致心理障碍，主要表现有以下几点。

1. 从症状上来讲它可能是符合抑郁症诊断的。它会表现为情绪低落，兴趣减退，快感缺乏。但是和典型抑郁症不同的是，所有这些症状表现并不非常严重和突出，所以外表上看起来可能跟其他同学或其他大多数人并没有差别。

2. 他们会有强烈的孤独感和无意义感。这种孤独感来自好像跟这个世界和周围的人并没有真正的联系，所有的联系都变得非常虚幻；更重要的是他们不知道为什么要活着，他们也不知道活着的价值和意义是什么。他们取得了非常优秀的成绩和成就，这些成就似乎是一种瘾，一种毒品。他们似乎很多时间都是为了获得成就感而努力地生活、学习和工作。但是当他发现所有那些东西都得到的时候，内心还是空荡荡，就有了强烈的无意义感。

3. 通常人际关系是良好的。他们非常在意别人对自己的看法，需要维系在他人眼里良好的自我形象，需要成为一个好孩子、好学生、好丈夫、好妻子。但似乎所有这一切都是为了别人而做的，因此做得非常辛苦，也非常疲惫不堪。

4. 对生物治疗不敏感，甚至无效。我们有很多个案，在国内最好的精神专科医院治疗，用了所有的药物，甚至用了电休克治疗，一次、两次、三次，但是都没有效果，也就是说看起来生物因素并不是导致他们问题的主要因素。

5. 有强烈的自杀意念。这种自杀意念并不是因为现实中的困难、痛苦和挫折，用他们的话来讲就是“我不是那么想要去死，但是我不知道我为什么还要活着。我完全不知道我活着的价值、意义是什么，每天的生活如行尸走肉，如果是这样，还不如早点结束”。所以他们倾向于不用那么痛苦和惨烈的方式来结束自己，比如烧炭、自缢、服药。

6. 通常这些来访者出现这样的问题已经不是一两天。可能从初中、高中，甚至更早就开始有这样的迷茫，可能他之前已经有过尝试自杀的行为。

7. 最后，传统心理治疗疗效不佳。他们的问题大概不是通过改变负性认知就可以解决的，甚至不是去研究他们原生家庭的问题，不是早期创伤可以解决的——你会发现他们和父母的关系不错，虽然也有这样那样的冲突，但是总的来说不是那种典型父母离异、早期依恋、早期寄养的问题。

需要注意的是，作者在此并没有否定抗抑郁药物、物理方法等帮助人们对抗抑郁的价值，只是在强调：从长远角度看，需要把抑郁问题还原回生活 / 人生问题。正如凯博文教授所提出：

抑郁是一种社会性的情感和障碍：抑郁的根源就是社会世界中的含义与关系，反过来它们也是抑郁的后果。社会世界是情感性的；它在个体及其障碍症上得到具体体验。

下文中的陈茜（化名）即是通过“把抑郁问题还原回生活 / 人生问题”使自己从抑郁中摆脱出来的。

包医生建议我练习“正念”，我抱着“死马当活马医”的态度照做了。但直到两个多月以后，我才开始觉察到自己身心有些细微的变化，我不再是“没有感觉”的人了，我的心情变得不那么容易烦躁了。我继续参照《与自己和解：用禅的智慧治疗神经症》第六章中的内容练习，每天 2 次，每次 15 分钟。

同时，我也开始学习营养学和食疗方面的知识，努力让自己的饮食更健康与合理；每天运动半小时；保证充足的睡眠和休息，不再把工作带回家。

我觉得“正念”对我的康复起到了关键的作用，我会持续地观察自己的念头，会觉察自我，会觉察自己如何做事、说话和生活。

此外，我发现记日记也是促进抑郁康复的好方法，只要你坚持把一天里发生的事都写在日记本里，这会有助于唤起你内心的感恩之情。当然，朋友和家人的支持和理解、设定目标并朝它努力也很重要。

总之，想要从抑郁的泥潭中复原，我们不能一味地依赖医生和药物，改变生活模式是抑郁康复中必不可少的环节。

第二章

认清抑郁及其治疗的基本事实

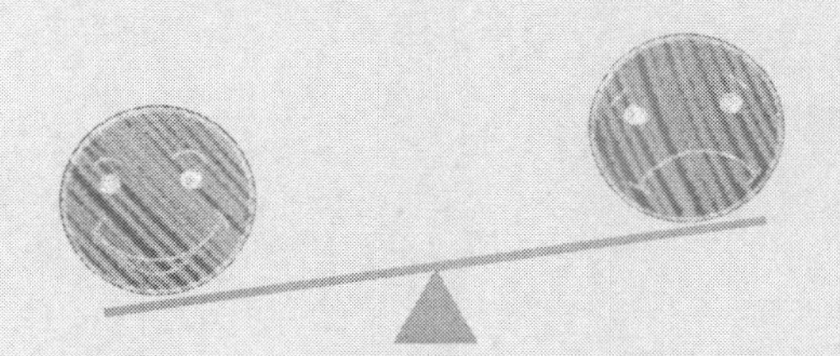

看到“抑郁”这个词，每个人都会想起自己人生中的低潮期。通常让人们情绪低落的都是某些悲剧性的事件，但这与“抑郁症”这一心理疾病无关。在遇到伤心时感到悲哀，是完全正常的，绝非病态。如果把这种正常的情绪低落夸大成一种病态，用过度的自我分析将其归为精神障碍，对自己是有害的。

——曼弗雷德·吕茨

美国心理治疗师史蒂夫·德·沙泽尔曾说：“‘抑郁’虽然是心理医生经常挂在嘴边的词，但没有人完全了解它。”是的，许多精神 / 心理卫生科医生都有同感，长期与精神分裂症患者打交道，能逐渐理解他们的部分想法；但对抑郁症患者那种发自心底的忧郁和苦闷，却很难感同身受。

难怪英国学者波顿（Robert Burton）曾把抑郁症看成是非常可怕的疾病，他在《抑郁症的解剖学》一书中提出：“如果人间有地狱的话，那么在抑郁症患者的心中就可以找到。”他把“抑郁”和单一的沮丧、郁闷、孤僻、敏感、暴躁等区分开来，认为后面这些情绪人人都有，不能将此作为抑郁症的诊断标准。

下文将对抑郁及其治疗的基本事实进行探讨，旨在帮助读者分辨与抑郁相关的事实与谎言。

什么是抑郁症

来访者，王先生，男，48 岁。因兴趣下降、情绪低落半年余就诊。

王先生经营一家企业，本来是事业如日中天，近半年来却陷入了深深的自我怀疑。他的情绪越来越低落，对生活和企业中的工作提不起兴趣，整天吃不下饭、睡不着觉，很容易疲劳，做事缺乏动力，曾经是拼命三郎的他，现在对任何事情都提不起精神，总担心所有的事情都会突然出问题。

实际上，他的一切都是好好的，企业经营得相当不错，有专门的管理人员打理日常事务，太太贤惠体贴，孩子已经成人并自食其力。平时只要在厂子里转转，听听汇报，签签字，下班后大可舒舒服服地坐在沙发上喝茶聊天，周末出去钓鱼、爬山，享受生活。可是，王先生却是好日子不得好过，每天早晨起床都是心神不宁的，觉得时间是停滞的，不知接下来这一天如何度过，一想到又要面对漫长难熬的一天就垂头丧气。怎么才能完成工作？会不会毁了自己的企业、家庭，让妻子儿女受苦？不管是个人的失败，还是企业、家庭、朋友遇到的问题，自己都是有责任的。他好像永远也无法摆脱自我否定、自我怀疑的旋涡，再也不配享受人生快乐……渐渐地，他没办法像以前一样开怀大笑，甚至连悲伤也感觉不到了。他觉得自己只是一具没有灵魂的尸体，所有感觉都消失了，只剩下无边的怀疑和挣扎……

这就是抑郁症，不知作为读者的你是否有过类似的感受。

长期的心理卫生科临床实践告诉我们，“抑郁”这个词会让很多人产生误解。许多人把抑郁症之“抑郁”与传统文化俗语中的“抑郁”“郁闷”等词混淆在一起。其实，它们是有明显区别的。例如，在《辞源》中，“抑郁”一词的含义是“愤懑”“忧愤郁结”，而抑郁症之“抑郁”情绪是一种低落、悲伤、绝望的情绪。凯博文教授曾提出，“‘郁’在中国的传统含义与西方的抑郁症是截然不同的”。再如，我们都很清楚，与至爱亲人的生离死别让人极为痛苦、忧伤，可能连续很多天甚至几周都摆脱不了极端低落的情绪；但抑郁症患者的感受与此不同，他们也许没有遭受亲人离世这样的打击，但仍然陷入巨大的忧郁当中不能自拔。

相对规范地说，抑郁症是一类情感障碍或心境障碍性疾病，其发生与生物遗传因素、环境因素、社会心理因素等均密切相关，临床以显著而持久的“心境低落”体验为主要特征。这种低落的心境与其处境不相称，可以从愁眉苦脸、唉声叹气到悲痛欲绝，甚或出现悲观厌世和自杀的企图、行为（这是抑郁症最大的危险），甚至出现木僵，可伴有明显的焦虑和运动性激越，严重者可出现幻觉、妄想等精神病性症状。每次发作持续两周或数月甚至数年之久，并有反复发作倾向。缓解期精神活动完整，部分在多次发作后可有残留症状或转为慢性。有些患者除抑郁发作外，还出现躁狂发作而属于双相情感障碍。

部分抑郁症患者压制其内心的痛苦和愁闷体验，不向外界表露，照常学习工作，含笑交谈，一般人很难看出其患有抑郁症，常被人误以为没病，等出现自杀的悲剧时更是难以理解，甚至诧异！

在目前精神病学界中，抑郁症所涵盖的范畴很广，有广义和狭义之分。广义上的抑郁症包括一大类抑郁性情绪障碍，不仅包括心境恶劣（dysthymia）、轻性抑郁（mild depression）、重性抑郁障碍（major depression），还包括单次抑郁发作、反复抑郁发作、伴有或不伴有精神病性症状的抑郁症、双相抑郁、季节性抑郁、产后抑郁等。狭义上的抑郁症是单指重性抑郁障碍。

抑郁症的主要表现

来访者，女性，32岁，因情绪差、疲劳由家人带到心理卫生科求治。来访者两眼含泪，沉默不语，在医生的鼓励下开始述说。原来，自从3个月前被提升职位之后，她就好像一直处于疲惫不堪的状态而无法思考。在新的岗位，她每天都战战兢兢，唯恐做得不好而辜负领导的信任，并害怕老板解雇她。她总感觉如果丢了这份工作，就再也无法找到这么好的工作了。

到了晚上，她拖着疲惫的身躯回家后就啥也不想干了，只想躺在床上休息。她的丈夫反映说，她好像从来不饿似的，很多时候都是她丈夫一个人进餐。近1个月因胃口太差导致体重明显下降。而且，她对任何事情都丧失了兴趣。她曾经很享受和丈夫的性生活，但现在没有感觉了。然而，无论她多么的累，她每天都会在半夜3点左右自动醒来，并且再也无法入睡，她就开始在床上思考自己的失败和无能，觉得自己连累了家人和同事，对不起他们，有时甚至想着一死了之……

抑郁的你是否对这些表现很熟悉呢？是的，这就是抑郁的常见临床表现，值得我们详细地了解。

一般认为，抑郁症不是一种疾病，而是一组病因和发病机制不完全相同的异质性疾病。临床表现千变万化，可出现心境障碍、认知障碍、意志和行为障碍、躯体功能障碍和睡眠障碍等方面症状，甚至出现生化代谢方面的改变。

因此，准确识别抑郁症的临床特征显得非常重要。概括起来，抑郁症的主要临床表现有以下几个方面。

一、抑郁心境

抑郁心境是抑郁症患者的特征性症状，是我国《中国精神障碍分类与诊断标准第3版》（CCMD-3）中抑郁症诊断必不可少的症状。抑郁心境是一种持续两周以上至数月甚至数年的心情抑郁的内心体验。患者会诉说自己感到“压抑”“郁闷”“愁得慌”“心情沉重”“情绪低落”“悲伤”“苦恼”“孤独”“高兴不起来”“心里体验不到喜怒哀乐的情感”。在外表会表现出：抑郁表情、抑郁姿势、抑郁动作，如低头、额头紧锁、双眉间呈“川”字形、眼神忧伤、目光呆滞、眼球少动、眼睛向下看、面肌松弛下垂、口角下垂、双唇紧闭、面色苍白、憔悴无华；呆坐、沉默、少语、语速缓慢、唉声叹气、交谈时潸然泪下。

由于抑郁心境有时具有隐匿性，患者很可能面部无抑郁表现，并可以有笑容，含笑与医师及他人交谈，仅内心感受到或体验到抑郁或压抑，如果患者自己不说别人往往看不出他有什么异常，因此周围的人往往难以发现他心情不好，难以发现他有什么病。患者经常在医师或别人询问时才谈及自己的抑郁心境。所以我们不能以“貌”取“病”，没有抑郁外在表露的患者不一定就无抑郁心境。另外，抑郁心境体验往往与现实不相称，许多患者是有身份地位、处境良好者。

二、愉快感、兴趣感、情感体验减退或消失

大部分抑郁症患者存在兴趣感、愉快感、情感体验减退或消失，这是抑郁症患者的一个特征性症状。有些甚至以愉快感体验消失为首发症状，表现为：内心不能体验到或不能感受到外界事物所具有的欢乐愉快情绪或情感体验，之后才出现明显的抑郁症的其他症状。

愉快感体验减退或消失表现为：许多患者不能体验或感受外界事物所具有的欢乐性、愉快性，丧失从快乐活动中或高兴的事物中获得高兴愉悦的体验，常诉说“高兴不起来”“对高兴的事内心不能体验到高兴”“明知客观事物是令人高兴的，但内心就是感受不到那种应有的欢乐”。

兴趣感体验减退或消失表现为：患者内心体验不到乐趣。轻度抑郁症患者感觉兴趣减退，重度者则感觉外界事物已毫无乐趣可言，因此兴趣索然，了无生趣。患者常说“原来感兴趣的事现在不感兴趣了”“对一切事情都没兴趣”。

情感体验减退或消失表现为：患者内心缺乏对客观事物的喜怒哀乐悲恐惊等情感体验。有的患者体验不到哀伤情绪：亲人病故，明知这是令人悲痛哀伤之事，但自己内心却一点也体验不到这种哀伤情绪，常说“我是麻木的人”“我是没有情感的人”“我是没有灵魂的人”来评价自己。

还有些抑郁症患者表现为内心情感体验表达不出来，表现为：患者对外界事物的刺激具有相应的内心体验，但主观上不能将内心的体验表达出来，常说自己“想哭而不会哭”“想表现悲伤而不会悲伤”“遇到喜庆之事，明知在这类环境中应该表露出高兴才是，却表达不出来”。这类患者

面部表情少、语速慢，情绪波动不大，容易被误诊为精神分裂症。但这些患者是有自知力的，并为自己表达不出情感而痛苦，可资鉴别。

三、意志活动减退、精力减退或丧失

抑郁症患者，其意志活动呈显著而持久的抑制，虽然保留了想做事的动机和目的，想到前途、价值和希望，想有所作为，但缺乏克服各种困难的相应行动，感到心有余而力不足。常表现为：行动缓慢，生活被动，不想做事，不愿和周围人接触交往，常一个人独坐或整日卧床，不想上班，不愿外出，不愿参加平常喜欢的活动和业余爱好，回避社交。严重时连自己生活都难以处理，常不修边幅，甚至不语、不动、不食，可达到木僵状态。这是由精力（内驱力）减退或精力丧失所导致。

精力减退或丧失是《国际疾病分类法·第十版》（ICD — 10）中抑郁症诊断的核心症状。患者自觉精力下降，容易疲劳，难以集中注意力，即使做一些小事也要付出很大努力才能完成，感到身体虚弱，终日疲惫不堪，精神萎靡不振，更无力顾及家庭，以致常遭到家人、亲友、同事的抱怨。患者常诉说“精神崩溃”“像泄了气的皮球”“休息也无法缓解疲劳”。这是精神运动性抑制的结果。

四、精神运动迟滞

患者思维联想速度缓慢，反应迟钝，思路闭塞，自觉“脑子好像是生了锈的机器”“脑子像涂了一层糨糊一样”“连想都不会想，脑子空洞洞的”。临床表现为言语缓慢，声音低沉，回答问题十分困难而需要很长时间，每句话都很简短，有气无力，严重者交流无法顺利进行。

五、焦虑和易激惹

焦虑是抑郁症最常见的伴发症状，60% 以上的患者伴有焦虑情绪和不安。刘贻德教授提出，“抑郁症患者的焦虑是‘本能的焦虑’，是‘精神病型抑郁症’的必有症状，事实上，凡抑郁症者均有惶恐不安之内在体会，或多或少均有一定程度的焦虑”。患者感到一种不安的预兆，好像有可怕的事情即将发生。患者顾虑重重、紧张恐惧，甚至搓手顿足，惶惶不可终日，常伴心悸、出汗、手抖、尿频等自主神经症状。严重焦虑者出现激越，表现为极度紧张不安，慌乱惊吓，坐立不安，无目的的动作增多。

伴随着悲伤和恐惧，部分患者出现易激惹表现：对刺激性事件敏感，常因小事而暴怒，或争吵、吼叫，甚至情绪失控，出现打骂家人和摔东西等过激行为，这些易激惹症状甚至可能掩盖其内心的抑郁心境。有调查发现，易激惹症状在抑郁症患者中占 46.9% ~ 82.4%。

六、认知功能损害

抑郁症患者常出现认知功能损害，产生感觉、知觉、感知综合、记忆力、注意力、思维联想、综合概括、分析推理等精神活动过程发生障碍。主要表现为近事遗忘，注意力难以集中，警觉性增高，抽象思维能力差，学习新知识困难，语言流畅性差，空间知觉、眼手协调及思维灵活性等能力减退。

七、自杀观念和行为

由于情绪低落，自我评价低，患者很容易产生自卑、自责，并感到绝望。因此严重的抑郁患者常出现消极的自杀观念和行为，他们脑子里反复盘旋着与死亡有关的念头，甚至思考自杀的时间、地点、方式等。患者常觉得“结束自己的生命是一种解脱”“自己活在世上是多余的人”“没有任何事情值得我继续活下去”。这是抑郁症患者最危险的症状。据调查，大约有 15% 的抑郁症患者自杀身亡。其自杀观念常常比较顽固，反复出现。对于此类患者在治疗时，需严密监控，防止自杀的发生。

八、内分泌功能障碍

内分泌功能障碍是抑郁症患者的常见表现，但容易被忽略。在性功能障碍者中，多半与抑郁症有关。但患者及家属往往认识不到这一问题而误以为性功能障碍是性病而到性病门诊或内科就诊。性功能障碍导致夫妻关系恶化，又加重抑郁症病情，患者觉得对不起爱人而自责，或感到爱人在指责、嫌弃、厌恶自己，在移情别恋、另寻新欢，严重者可出现嫉妒妄想，甚至家庭暴力。

在早期抑郁症患者中，有少部分出现性欲“亢进”现象，性生活要求次数增多，但这往往是短暂现象，随着病情进展而出现性欲减退或消失。早期的性欲“亢进”也可能是一种假象，患者不一定是对性生活感兴趣，而是想用性生活来减轻其内心的抑郁痛苦，也可能是出于对爱人的内疚想法。

在女性患者中常表现出月经的紊乱，出现行经周期紊乱、经量减少甚或闭经。

此外，抑郁症患者还常出现皮质醇分泌功能增加、甲状腺激素分泌减少等相应症状。

九、食欲、体重改变

约 80% 的抑郁症患者具有食欲下降、体重减轻的症状。患者一般对饮食缺乏兴趣，觉得食物没有味道，即使平时感到非常可口的饭菜也食而无味。常伴口干舌燥、口苦、皮肤干燥等症状。有研究发现，抑郁症患者的唾液减少 50% 左右。少部分患者尤其季节性情感障碍者出现短时间的食欲增强或发作性的饥饿感和暴饮暴食。

十、睡眠障碍

约有 80% 的抑郁症患者存在睡眠障碍，主要表现为早醒，即患者入睡没有困难，但是睡后几小时即醒，醒后难以再入睡，一般多在凌晨 2 ~ 3 点钟即醒。早醒在抑郁症患者中较为常见，对抑郁发作具有特征性意义。

另一类型为入睡困难，即上床后半小时仍无法入睡，患者常伴有焦虑症状。在睡眠障碍的患者中，相当多的人具有多梦，甚至噩梦的现象。此外，有部分病人则主要表现为睡眠过多，常见于季节性情感障碍者。

十一、其他症状

抑郁发作时可以出现人格解体体验，患者感到自己不真实，自己像在演戏，或像是一个机器人等异常体验；现实解体体验，患者感到周围的事物、情境、人物犹如演戏的舞台布景一样不真实、不生动、不确切；强迫症状，表现为强迫行为、强迫思维、强迫性穷思竭虑、强迫性不完美感等。

部分重性抑郁患者在情感低落、悲观失望的基础上出现罪恶妄想，在躯体不适基础上产生疑病观念、疑病妄想，在犯罪感、罪恶妄想基础上出现关系妄想、被害妄想。还有部分患者可能出现听幻觉。

抑郁症的隐匿性表现

王先生，63岁，因反复胃痛3年求治。王先生的儿子告诉医生，王先生年轻时经常饮酒，50岁时因发现高血压而开始戒酒。5年前因为老伴去世后开始每晚喝一杯白酒来助眠。当他喝酒、睡觉时会打开电视，但并不是看内容，而仅仅是为了听到另一个声音。3年来他的胃反复疼痛，胃药治疗作用比较短暂。消化科医生建议戒酒，但他很难做到，所以到心理卫生科寻求关于戒酒的建议。

医生进一步了解到，王先生不仅胃部不舒服，而且他的后背部不适感也经常让他烦恼。他说自己并不孤独，因为他的生活虽然并不精彩，但也不差，退休工资也用不完。儿子多次邀请他与其同住，但他拒绝，觉得一个人生活更自由、舒适，而且，他经常为给别人带来麻烦而不安。

医生经过深入接触，发现王先生胃痛的原因表面是饮酒问题，背后的原因却是他患有抑郁症，酒是他用于自我“治疗”的措施。因为，他一直在用酒精来缓解自己的焦虑和孤独。经过几个月的抗抑郁治疗，他不仅胃病治好、酒戒了，还参加了一些社会活动。

在综合医院门诊中类似这样的例子不少，它说明抑郁症可能以躯体不适的形式长期存在。

美国精神病学家和医学人类学家 Kleinman 20 世纪 80 年代在中国做研究，发现中国抑郁症患者表达的主要症状以头痛最多，其次是失眠、头晕、疼痛、记忆下降、焦虑、虚弱、缺乏精力，而以抑郁情绪为主要表达症状的仅 12%。这或许是中国抑郁症患者首先就诊非精神卫生科或非精神专科医院而大量被漏诊和误诊的重要原因。

我们经常称这种表现为隐匿性抑郁。所谓隐匿性抑郁，是指有明显的躯体症状的抑郁症，而且由于躯体症状十分明显，使得患者往往只注意到躯体症状而忽略了情绪问题，以致在求治时只诉说躯体症状而不提及情绪症状，就好像躯体症状掩盖了抑郁情绪或抑郁情绪被隐匿了一样。隐匿性抑郁症占抑郁症的 10% ~ 30%，大多数发病于 36 岁 ~ 64 岁，以女性多见，约为男性的 2 倍。

据临床观察，隐匿性抑郁症患者可能诉说各种各样的躯体症状，其中以消化系统、心血管症状和神经系统症状最为常见，其次是呼吸系统和泌尿生殖系统症状。由于躯体症状过于明显，这类患者抑郁症的诊断常被遗漏，而误诊为其他疾病，如血管性头痛、胃痛、甲状腺功能亢进、关节炎、神经症、自主神经功能紊乱等。

下面将中国式的隐匿性抑郁症的常见表现进行整理，请读者参考。

一、肠胃功能不好

这是中国式的隐匿性抑郁症者最为常见的表现形式。这些患者常表现出反复的恶心、呕吐、腹胀、腹痛、肠鸣、便秘或腹泻、腹内有气体游动等症状，有少数患者还诉说有吞咽梗塞感。

患者自己常把这些症状误认为是消化道疾病而反复去医院检查，并且可能长时间得不到正确的诊断和治疗。下面这例患者的情况就是如此。

老赵，62岁，被顽固的消化不良折磨了数年。老赵长期以来没有食欲、腹胀、腹痛，体重也由两年前的76公斤减至现在的62公斤。他做过各种检查却没有发现明显的器质性病变，经过长期、大量的药物治疗，但没有好转的迹象。经朋友介绍，转诊至心理卫生科，心理科医生发现，由于老赵的消化道症状过于突出，就诊时的医生都没有注意到情绪的改变。其实，只要再仔细询问一下，就可以发现，老赵长期以来心情都很糟糕，伴失眠，并且感到持续的疲乏，而且一想到久病不愈，就想“一死了之”。经心理卫生科医生综合治疗两个月后，老赵的各种症状都全面改善了。

作者曾遇见过一位被许多病人称为“神医”的消化内科医生，他喜欢给他的病人运用抗抑郁药和抗精神病药舒必利，并在个人介绍中自称“擅长治疗心理障碍”。之所以出现这种状况，或许是因为他深深地明白抑郁情绪对消化道功能具有重大的影响。但这种不经心理评估和诊断就贸然运用抗抑郁药的行为是不值得提倡的。因为，改善情绪的方法很多，服抗抑郁药只是其中的一种，而许多时候也并不是首选。

二、冒牌的“心脏病”

不少抑郁症患者都会出现胸闷、心慌等心脏方面的表现，他们常误认为自己患有心脏病，并反复去医院检查。作者甚至还遇到过因此而进行心脏手术的抑郁症病人呢！

当然，这类患者的胸闷和心慌体验是真实的，不是自己胡说八道，也不是想像出来的。所以，当患者有明显的“心脏病”症状时，尤其是难以言状的胸部不适时，经过各种检查又找不到心脏病证据的，应该想到有抑郁症的可能。下面这位来访者的情况正是如此。

李先生，52岁，近1年来总是感到疲乏、胸部闷痛以及全身不适感。

但是心电图、24 小时动态心电图、冠状动脉造影等检查都完全正常，被诊断为“神经官能症”。然而，各种内科治疗的效果一直欠佳。患者感到胸部症状持续存在，并且心情也很不好、睡眠质量很差、反应变慢、容易疲乏、食欲下降等等。在一位有经验的心血管内科医生的建议之下，他终于决定到心理卫生科就诊，后来在心理治疗和抗抑郁药物治疗下得到了康复。

三、类神经系统病变

不少抑郁症患者首要主诉是头痛、头胀、头晕、颈部不适、肢体麻木，还有些患者最初的症状是失眠、心烦、疲乏。这些症状很容易被联想到神经系统病变。如果这时再经过头颅 CT、MR 等先进仪器的检查，发现存在缺血灶、腔梗等情况的存在，患者就更相信是神经系统的病变导致的不适，从而走上了没完没了的治疗旅程。但是，许多时候内科的治疗并不能改善这些症状。这时，就要想到抑郁症的可能了。下面这位来访者的情况即是如此。

来访者，男性，45 岁，从事文学工作。患头痛、颈部不适 1 年余。来访者 1 年来反复出现头痛、颈部不适，以胀痛为主，伴入睡困难、睡着后容易惊醒、多梦，睡眠质量下降，白天头晕、心烦、容易疲劳等。一直在当地医院神经内科和中医科就诊，最初服用中药以及改善血管功能的药物治疗有一定疗效，但渐渐地失去了作用，睡眠质量越来越差，脑力下降，心情也越来越糟糕，食欲和体力也开始下降，甚至出现自杀的念头……被家人带至心理卫生科就诊，经过详细询问病史和心理评估，考虑抑郁障碍，经过抗抑郁药联合正念治疗而愈。

四、慢性疼痛

据统计，六成以上的抑郁症患者因“这痛那痛”而被误诊，而伴有躯体疼痛的青少年抑郁症则更容易被忽视，因为人们不大相信小孩子也会得抑郁症，家长只是把疼痛看作生病了，而学习成绩下降则认为是不努力的结果。延误诊治不但使病情不断加重，而且使患者及其家庭背负沉重的经济负担。下面小林的情况即是如此。

小林是一个16岁的男孩，最近四五年来一直受头痛、胃痛的困扰。母亲带着他到处看医生、做检查、吃药，看过的医生不下20个，做的检查单比病历本还厚，检查结果基本没有异常，搞不清楚是什么毛病，总是在服药，症状也不见得好转。小林的正常生活受到影响，学习成绩明显下降。

“小林从走进心理咨询门诊的诊室，就一直皱着眉头，面部所有肌肉无不显示出他的痛苦。家长说孩子觉得自己的毛病可能是心理作用的结果，要求来看看。”台州医院心理咨询门诊医生说。

小林的病历显示，该做的检查都已经做过了，甚至不少是重复检查，只有胃镜提示慢性浅表性胃炎，但是症状也没那么严重，而且服用相应的药应该有效。

医生与小林进一步交谈时，发现其存在持久的情绪低落，高兴不起来、什么事情都懒得做；同时还有紧张不安，尤其是说到学习时；与父母的关系出现危机，几乎对他们的任何言行都感到心烦；身体不舒服是小林的另一大症状，主要包括头痛、腹痛、乏力、睡眠不好。接下来的心理评估提示小林有明显的抑郁和焦虑情绪，人际关系和自信方面也存在问题。

经过详细了解病史和心理评估，医生诊断小林患了抑郁症。

明确了诊断后，小林接受了药物治疗，并且通过每周一次的心理咨询寻找抑郁情绪的心理社会原因，如不合理的认知、父母的不恰当教育方式，从而增强自信，改善亲子关系。经过三周治疗，小林自述疼痛等躯体症状已经基本消失。

世界精神卫生联合会的一项研究表明，抑郁患者中有69%在就医时的主诉症状是躯体不适，43%的抑郁症患者承受着慢性疼痛。在抑郁症患者中，疼痛性躯体症状发病率很高，最常见的是头痛、背痛、胃肠道疼痛以及部位不明确的疼痛。

此外，抑郁情绪与疼痛经常伴发（共患率为50%~60%），且相互影响，尽管两者的因果关系尚不明确，但对于慢性疼痛，不论是医务人员还是患者，都要警惕是不是抑郁症在作怪。

五、其他

据临床观察，许多“药罐子”以及中医所说的“肾亏”“阳虚”“虚劳”等亦有相当部分是隐匿性抑郁症的表现，需要引起重视。

我们的临床流行病学调查结果表明：在611例抑郁症患者中，倦怠乏力、少气懒言、畏寒肢冷、舌淡胖等阳虚证核心辨证指标的出现频率依次为95.4%、75.2%、55.5%、54.3%，阳虚证其他辨证指标的出现频率也在30%以上。我们还曾对76例肝肾阳虚证患者进行了焦虑自评量表（SAS）、抑郁自评量表（SDS）和症状自评量表（SCL–90）调查。结果发现，有68.4%患者存在抑郁症状，其中35.5%为中重度抑郁症状；有55.2%患者存在焦虑症状，其中19.7%为中重度焦虑症状。

总之，隐匿性抑郁症者常见的主诉是浑身有说不清楚的难受，症状繁多，可涉及呼吸、消化、心血管、泌尿生殖、肌肉骨骼及中枢神经等系统，往往会被误诊为各种花样繁多的疾病，而给予一般性的内科治疗。但由于治标未治本，收效甚微。

作为读者的你，如果发现自己及周围的人存在各种不舒服，但内科治疗效果欠佳时，就有必要到心理卫生科进行咨询和诊疗了。

有抑郁表现并不等于患抑郁症

来访者，男性，44岁。因情绪低、睡眠差1年余求治。来访者经商，平时好赌。1年前因赌博亏了很多钱，自此出现情绪低，睡眠差，觉得疲劳，不想见人，白天经常卧床休息，晚上9点左右上床看电视，10点左右开始睡觉，入睡困难，容易醒，多梦，觉得生活没意思，生不如死，但又害怕死。担心自己患有抑郁症而来台州医院心理卫生科咨询。经过详细了解病史和心理评估，医生了解到，尽管该来访者存在抑郁症状，但他更主要的问题是人格障碍。他在家排行第三，有一哥一姐，自幼被家人宠爱，很少吃苦，结婚后的家庭主要由母亲和妻子操持。他平时爱面子，现在不想出门是因为怕别人笑话自己输钱、说自己能力太差。医生给他下了“神经症性障碍”的诊断，他很不理解，不断地说，“网上说的抑郁症的表现我全都有”，“我觉得自己的抑郁症是越来越严重了”……

类似该来访者的情况在我们心理卫生科临床比较普遍。

从现在有关的媒体报道来看，人们似乎存在着一种“谈抑郁色变”的现象。许多情绪不好的人怀疑自己患了“抑郁症”，惶惶不可终日。正如吴女士，近来因工作压力而出现睡眠不好，很容易醒，就不停地在网上查阅相关资料，发现网上所描述的“抑郁症”表现自己都有，于是更加担心、紧张，害怕自己有一天会因“抑郁症”而自杀，所以来到台州医院心理卫生科就诊。医生通过详细了解病史和心理测评，诊断吴女士为“疾病焦虑障碍”。

像吴女士这样的病人，台州医院心理卫生科门诊每天都能遇到，最多的一天遇到了6例。这些人多数时间在不停地“对号入座”“自我贴标签”。如同早些年出现的“恐艾症”一样，他们会反复从电视上、网络上、各类书籍上查询很多与抑郁症相关的资料，一方面害怕自己患抑郁症，希望不要患抑郁症，另一方面又怀疑自己患了抑郁症，痛苦不堪，有些人甚至长期服用抗抑郁药。

还有一些“强迫症”患者，他们的头脑中会不自主地跳出伤害自己的念头，并因此而害怕自己患有“抑郁症”。正如陈先生近来老是害怕自己会无法控制自杀的冲动，痛苦不堪，认为自己患了“抑郁症”，在家人的陪同下走进台州医院心理卫生科门诊。医生通过详细了解病史和心理测评，诊断其为“强迫症”。

总之，出现不开心、睡眠差等症状并不等于患了抑郁症，或许是患了“神经症”，甚至可能只是应激引起的情绪反应。需要认真地鉴别，作出正确的诊断，才可选择治疗方案。

当然，焦虑症、强迫症、躯体形式障碍等神经症也可能出现与抑郁症共病的情况，这时需要慎重考虑。

情绪抑郁具有进化上的好处

有一个学生，曾经因抑郁情绪来就诊，经过几次心理干预后症状改善，准备回学校上学，这时，学校要求其到医院开具康复证明，作者的同事在其病历上详细记录该同学的情况及建议，表示可以继续上学，门诊随访。可是，学校老师要求另开“可以正常上学”的证明（有医院盖章的）。这时，医生在心里嘀咕：“这老师不是在推脱责任吗？”“抑郁情绪有那么可怕吗？”

类似的情况在心理卫生科经常会遇到。有心理治疗经验的人都会同意，许多时候，抑郁情绪的出现是社会环境、学业、人际关系等问题所导致的，不能简单地从医学角度去解释和解决，甚至可能，它所涉及的社会问题不属于医疗范畴。而且，抑郁情绪并没有那么可怕，如果从人类学以及进化的角度来说，它反而还是有一定好处的。

在电影《头脑特工队》中，本来快快乐乐的小姑娘，在随着爸爸妈妈离开家乡前往旧金山之后，陈旧的公寓里面没有任何家具，没有朋友，爸爸妈妈很忙，初来乍到，一切都是陌生的。快乐的小姑娘开始觉得无所适从、情绪低落。而此时，一向闲得发慌的小 sadness 觉得该自己出马了。

但是joy觉得不行，我们的小姑娘就是有点不适应，乐观地笑一笑就过去了。Joy和小sad吵了起来，一不小心，两个小人带着能改变人性格的核心记忆球，随着管道飘向脑海深处……在最后的一个重要记忆里，一向认为自己最重要的joy开始意识到了团队的力量，甚至知道一直被自己所忽略的小sad也是小主人必不可少的一抹情绪。影片中的情节显示，在joy毫无办法的时候，sad帮助小姑娘顺利渡过难关，回到了父母的身边。

作者在“禅疗三部曲”之《做自己的旁观者》的前言中曾经写道：“那些抑郁症患者们，他们感触到了这个社会没有出路的负罪感、实在的压迫感和绝望感，而我们这些‘健康人’却在悬崖上翩翩起舞，对所有真正重要的问题视而不见，还以为这是正常的。”在该书的第17页还写道：“那些患有轻微或较轻微抑郁症的人，尤其是那些曾经患抑郁症但后来康复了的人，往往倾向于对生活抱着更现实的态度、对智力和文化的多样性怀着更多的宽容之心；相对于那些幸福的人来说，他们表现出更卓越的心灵成长能力。”

为什么会这样呢？理由如下。

自达尔文观察到“猩猩和黑猩猩也有沮丧的表情”之后，行为科学家就提出了一堆理论来解释抑郁情绪的适应意义。例如：

（1）有一种理论认为，冲突是一种普遍而危险的竞争结果，情绪低落有助于缓解矛盾。它使失败者认输，做出让步，从而能有朝一日卷土重来。

（2）另有理论强调，情绪低落起着“终止”作用，这是一种减少努力的措施，在坚持某个目标会导致浪费或危险的情况下使用。

（3）还有理论认为，情绪低落这一状态使得个体对“社交风险”变得敏感，帮助他们在可能被群体排斥时再度融入，继续留在圈子里。

（4）此外，还有观点认为，情绪低落有适应性是因为它让人有能力更好地分析自身的处境，这在他们遭遇困难时格外有帮助。

我们暂且不论这些观点是否全部正确，至少有一种观点已经得到了研究者的反复验证，即情绪低落能让人更好地分析自身的处境。例如，心理学家林恩·艾布拉姆森和劳拉·阿洛伊做了一项经典研究，把焦点放在人们对自己控制事件的精准知觉上。他们设计的测试情境能系统地改变人们真实控制的程度。在不同条件下，被试的反应（按或不按某个键钮）在不同程度上控制某种环境结果（绿灯点亮）。结果表明，跟普通人相比，焦虑者（心绪消极，还表现出其他抑郁迹象）的成绩更好；处于正常心境下的被试，更容易高估或低估他们对亮灯的控制感。此后的其他研究者把实验设计得更加复杂，从多个角度证实："情绪低落的确让人的思维更有效、更清晰。"

2007 年澳大利亚心理学家约瑟夫·佛格斯发现短暂的心境诱导足以影响人们的论辩表现，悲伤的人更善于说服，他们的论辩细节更丰富；悲伤情绪能提高记忆成绩，减少判断失误，使人更善于探测他人是否在说谎，使人产生更有效的交往策略，在向人提要求时更礼貌。

同样的，从进化心理学角度说，产后抑郁也是一种适应策略。这个策略让女人有时间反思：我是否该继续"投资"。因为，养育后代毕竟耗时耗力，兹事体大，倘若养育不能取得预期的结果，那么进化就不会通融，它会淘汰这种做法。换句话说就是，产后抑郁在本质上是女人在撤资，以保证基因传递。当然，这一过程不是发生在意识层面，而是发生在潜意识里。人类学家爱德华·哈根曾经提出：

产后抑郁就是女人的身体在对她的大脑说，你走错了一步棋，可能就在犯错误。抑郁能帮助她减少损失，更正错误。抑郁一来，女人就会情绪低落，万念俱灰，对什么事都提不起兴趣，包括照顾孩子。她不由自主地想要逃离。

……

产后抑郁就像母亲罢工，她用以退为进的方式跟男人谈判，要他让步，要他操心，要他这边承担更多的责任。

的确如此，心理治疗的经验告诉我们，许多预示进化前景不妙的因素都与产后抑郁有关。例如，缺少亲人特别是丈夫的支持，孩子有健康缺陷，怀孕困难，分娩不利，自己失业或丈夫失业，都可能会引发产后抑郁。

综合上述研究结果可以看出，情绪抑郁让人在处理外界信息时更仔细、更慎重，更有怀疑精神，甚至可能提高认知功能。有研究表明，在正常心境下，人们更容易出现积极幻觉，过分自信，对错误视而不见。

在心理科临床不时可以遇到，许多从抑郁中康复的人，他们的心灵的确获得了成长。下面是一位抑郁症来访者在康复后的日记中所写：

抑郁使我知道了自己是谁，让我忠于自己，不再会为自己的缺点感到羞愧，现在的我有勇气面对那些不喜欢我的人以及我以前不喜欢的人。没有谁的意见可以左右我，我也不会再活在别人的赞美中和评价中了。

我明白了，包括我在内的所有人都是脆弱的，我们得接纳这种自然现象。现在，我比以前容易原谅别人，接受别人，也不轻易评判他们了……

当然，如果抑郁情绪严重，我们就要付出如认知缺陷、经济损失、感受痛苦等代价。但是，只要我们妥善处理、认真对待，大部分抑郁不仅可以完全康复，而且会使患抑郁之个体比病前变得更强大。正如弗雷里克·弗拉赫所提出："抑郁具有潜在的变革力量。"

总之，虽然抑郁的痛苦不会受到欢迎，但抑郁的情绪会为我们提供有意义的信息，只要我们学会"倾听"，它会让我们明白自己在这个世界上独一无二的地位和前景。

抑郁症并不是自杀的必要条件和充分条件

近几十年来，自杀研究者把自杀干预的研究重心放在了精神病领域，最主要的预防干预方式是药物治疗，例如，给重性抑郁患者或有自杀倾向的病人施用抗抑郁的药物。但是，高投入并没有带来预期的回报，西方国家的自杀率在近百年来并没有下降，反而略有上升。

许多学者开始对精神疾病导致自杀的理论产生了怀疑，尤其在过去十多年里，美国精神科医生对新型抗抑郁药效用的研究结果不一致引发了人们的质疑，如服药后抑郁症消除了但自杀行为增加了。尽管在西方超过90% 的自杀者都被诊断出患有包括抑郁或酒精 / 药物滥用等精神疾病，但自杀者在整个精神疾病人群中所占的比例却是很小的。在国内，有研究数据显示，全国自杀率在 22 年间降低了近 2/3，而这期间并未见大规模开展全国性精神病防治工作，农村精神科医生的数量也没有增加。因此，有研究者推测，抑郁症并不是自杀的必要条件和充分条件。

是的，据临床观察，除抑郁症外，自杀至少还包括如下其他几种类型。下面将各种自杀类型的特征进行简要介绍。

1. 抑郁性自杀

这种自杀与极度抑郁和过分忧伤的综合状态有关，这种状态使病人不再能正确地评价周围的人和事与他的关系。娱乐、消遣不仅对他来说没有任何吸引力，而且是一种负担；他把一切都看成是丑恶的。他认为生活使人烦恼或痛苦。因为这种心情经常存在，所以自杀的念头同样经常存在；这种心情和念头具有极大的固定性，引起这种心情和念头的一般动机也总是明显的相同。

2. 躁狂性 / 分裂性自杀

这种自杀或者是出于幻觉，或者是出于某些妄想性观念。病人自杀是为了躲避某种危险或某种想象的耻辱，或者是为了服从他接到的神秘命令，等等。这种自杀的动机和发展方式反映了引起自杀的疾病即躁狂症/分裂症的特点。

3. 强迫性自杀

这种情况的自杀不是任何实际的或想象的动机引起的，而只是一种固定不变的死的念头引起的，这种念头毫无明显理由地完全控制了病人的思想。病人被自杀的愿望所纠缠，尽管他完全知道没有任何合理的动机要这样做。这是一种本能的需要（死亡本能），思考和推理对它没有影响，类似于人们所说的偏执狂。因为患者知道他的需要是荒唐的，所以他首先试图抗拒。但是在整个抗拒过程中，他感到忧伤、压制，心中有一种与日俱增的焦虑感。因此，这种自杀又常被称为焦虑性自杀。

4. 冲动性/不由自主地自杀

这种自杀和上一种自杀一样没有任何动机，既不是出于现实的原因，也不是出于病人想象的原因。不过，这种自杀不是由一种在一段或长或短的时间里折磨着精神的念头引起的，而只是由逐渐控制意志的固定不变的念头引起的，它是一种突然的、一时无法抗拒的冲动的结果。这种冲动一瞬间显示出它的全部力量，引起自杀的行为，或者至少引起自杀行为的开始。这种突然性与躁狂性/分裂性自杀的情况有些类似，只是躁狂性/分裂性自杀总还有某种理由，尽管这种理由并不合理。这种自杀与患者的妄想性观念有关，但是自杀倾向的出现及其产生的后果的确是不由自主的，没有任何理智上的先兆。例如，看见一把刀，在悬崖边散步等，在一瞬间便引起了自杀的念头，随之而来的行动如此迅速，病人往往自己都没有意识到发生了什么事。

5. 其他类型自杀

著名的心理学家朱建军教授曾经在一次心理治疗大会上提出，虽然大多数自杀者往往有精神疾病，但是并非所有的自杀者都有精神疾病，有些自杀者可能心理是健康的，他们有自恋也是健康的自恋。然后他举出例子说，屈原、项羽、陆秀夫、陈天华、老舍、傅雷等自杀者，心理健康程度可能比当时的常模还要好。作者以为，这种“死”包含了对于群众的内在拯救，在这些自杀者看来，“自杀”是一次无比凄厉的呐喊，是“审判”那些浑噩可笑和腐烂无耻的存在者的一种方式，促使他们“死亡”或者以一种相对正确的方式活着。

因此，与其用“抑郁症”这一医学术语，不如用“革命性病故”来指称这种自杀。孟子下面这段话的内容很好地说明了这一观点：

鱼，我所欲也；熊掌，亦我所欲也。二者不可得兼，舍鱼而取熊掌者也。生，亦我所欲也，义，亦我所欲也。二者不可得兼，舍生而取义者也。生亦我所欲，所欲有甚于生者，故不为苟得也。死亦我所恶，所恶有甚于死者，故患有所不辟也。

这些话在持“好死不如赖活着”观点的人看来是不舒服的，故不多论述下去。

抑郁症患者不一定软弱 / 意志薄弱

没出息，怎么这么软弱呢？受了这么点挫折就患抑郁了！

他就是心胸太小，想开点就没事；

这么点痛苦算什么，振作点；

他性格开朗乐观，怎么会得抑郁症呢？

……

不仅许多抑郁症的亲人和朋友会如此劝说，某些医生也会如此告诉抑郁症患者。其实，抑郁症是每个人都可能患上的心理疾病，它不能说明你性格软弱或心胸狭窄，也不能说明你品质低劣或意志薄弱，而是遗传因素与社会应激事件等因素共同作用的结果。

因此，如果你或你的亲人得了抑郁症，根本没有必要感到见不得人或低人一等。从某种意义上说，得抑郁症可能说明你是优秀的。在历史上，不是有许多性格坚强的伟人患上了抑郁症吗？例如，美国第16任总统林肯，二战时期铁腕人物美国总统罗斯福和英国首相丘吉尔，美国作家海明威，等等。

因此，患上抑郁症并不是一件很丢人的事情。

业已证明，抑郁症的发病主要与下面因素有关。

1. 遗传因素

大样本的人群遗传流行病学调查表明，抑郁症患者的家属患抑郁症的危险性高于普通人群的平均水平，患病的可能性约为普通人的15倍。

2. 神经递质因素

早在公元前400年前，医学之父希波克拉底提出精神障碍是人潜在的生物功能失调的心理表现，存在体液的紊乱，并指出忧郁是黑胆汁过剩所致，这可能是最早的关于抑郁发作的神经递质假说。目前的研究证实，抑郁病的发病与去甲肾上腺素（NE）、5-羟色胺（5-HT）、多巴胺（DA）、谷氨酸和 γ 氨基丁酸（GABA）等神经递质有关。

3. 神经内分泌因素

目前的研究表明，抑郁症患者存在下丘脑－垂体－肾上腺轴（HPA）、下丘脑－垂体－性腺轴（HPG）、下丘脑－垂体－甲状腺轴（HPT）等方面的改变。

4. 社会学因素

虽然将心理障碍/精神障碍都认为是由社会心理因素即“精神刺激”引起的这种看法是不正确的，但据临床观察发现：不少抑郁症患者在发病前1年往往经受了或轻或重的各种生活事件。也就是说，“精神刺激”确实在抑郁症发病中起到诱因或促发作用（扳机样作用）。研究发现，人们面临的生活风险如事故、污染、健康威胁，特别是不愉快的突发性生活事件如婚姻失谐、失业、亲人死亡等，都可能会诱发抑郁症或增加抑郁症的复发率。此外，绝望和负性生活事件是抑郁症患者发生自杀的危险因素。

六、心理学因素

与生物学因素和社会学观点不同的是，心理学观点认为，人体产生抑郁的主要原因在于自身因素如个体的童年经历、认知模式、行为表现、人格类型及自尊水平等。个体自身具有的特点会决定其在遭遇“丧失”事件后是否会产生抑郁反应。

抑郁症不是“流行病”和“不治之症”

路桥人梁峰（化名）把他45年“失败人生”的原因，归结为自己读初中时的一场大病，谁要是认为他有事没做好，他反驳的话总是千篇一律，“要不是这场病，我就能……”

梁峰说的病，是他读初二那年遭遇的，当时由于读书“太过用功”，出现了失眠、头痛头晕等症状，被诊断为“抑郁症”。为了治病，他休学了一年，再回到班级时，他第一次考试失误，在班里的排名，远远低于上一年。

从此，梁峰就怨上了这场病，以至于后来，他考上了大学，他认为大学不够好，怪生病；分配的工作，他觉得不满意，怪生病；和老婆关系处不好，闹到离婚，怪生病。

生活一不如意，他就大发脾气，生活全靠父母接济，他的父母如今垂垂老矣，想给他谋个差事，梁峰却不屑一顾，“没有这场病，我早就飞黄腾达了，谁还要做这个”。

感觉自己抑郁的你是否也如此呢？其实，在经过详细地了解病史和心理评估之后，医生发现梁峰当时患的是“神经症”；从心理学角度分析，梁峰之所以不断地在遇到失败时就怪当年那场大病，是因为他潜意识里在利用那场“病”为自己的“无能”和“失败”当挡箭牌。这样，意识中的自己就可以少受“无能”和“失败”导致的痛苦。

由于目前的媒体对大学生、媒体人、官员等群体出现自杀事件的报道较多，很多人认为他们是抑郁症的高发人群。也有人认为白领工作节奏快、压力大，是抑郁症的易发群体。甚至有人以患有“抑郁症”来标榜自己平时工作太过认真投入以致“工伤”，并以此要求医生开具休假证明。

其实，这些都是公众对抑郁症的认识误区。无论如何，有一点是肯定的：对于重性抑郁（内源性抑郁症）而言，不能简单地归因于某种不幸事件。虽然压力在某些情况下会诱发抑郁，却不是抑郁症发病的主因。抑郁不是单纯的紧张过度或倦怠。因此，没有一个人或某一事件需要为重性抑郁的发生负责。

实际上，抑郁症是非常古老的疾病，公元前八世纪古希腊的文献中就有对抑郁症的描述。例如，现代医学奠基人古希腊医学家希波克拉底就已经认识到了抑郁症是一种具有心理和身体症状的疾病，他在《希波克拉底全集》中把抑郁症定义为“持续长时间的恐惧和意志消沉”，临床表现为“厌食、沮丧、失眠、烦躁和坐立不安”，并抨击使用“神疗”的人是“骗子和庸医”。

此外，抑郁症是有治愈希望的，这一点非常重要，抑郁症患者由于戴上了有色眼镜，常常悲观绝望，甚至企图自杀。其实，这是疾病状态下的非理性想法。所以，如果你抑郁了，就告诉自己，我的情绪感冒了，我的情绪现在正在发烧，还会打喷嚏，现在很痛苦，但只要科学、规范地治疗就会好的。

抑郁症不是靠休息、散心就能解决的

医生，我带他去旅游对治疗抑郁症有帮助吗？

他整天闷在家里，出去跟朋友聊天散心就没事了；

医生，用不着吃药、心理治疗那么复杂，他爸很会做思想工作的，让他爸跟他谈谈就没事了；

鼓起勇气振作起来就好了；

听听音乐吧！

……

只要在心理卫生科工作过，你就会在抑郁症患者的家属中听到过这些话。

其实，抑郁症患者的发病尽管可能是由很多现实的诱因引起的，但抑郁症患者还由于大脑中的五羟色胺等神经递质的减少，导致神经元间信息传递失灵，所以快乐感消失。因此，休息和散心不一定是上策，寻求专业帮助才是可靠的办法。

有心理卫生科工作经验的人都知道，让抑郁症患者痛苦的，往往不仅是抑郁情绪，还有指手画脚给他们出主意的“正常人”。患者经常被他们强迫去做一些力所不能及的事，这使他们的自信心受到更大打击。例如，一位先生因为早上极端抑郁而不愿起床，他的妻子会愤怒地逼着他起来，并可能会狠狠地训他一顿。或许家属的出发点是“好的”，但会加重抑郁者“我真是废物”的念头。

“鼓起勇气振作起来”这类鼓励，或者真心实意地告诉抑郁症患者“其实一切都很好”，对于重性抑郁症患者而言，通常只能引起更多的消极想法。患者会觉得自己真的什么都做不了，面对这么好的境遇居然不知道感恩。旅行对这类患者来讲也是一种痛苦，他们看到别人兴高采烈地享受着好天气和悠闲时光，而自己却像平常一样心硬如石，什么也感受不到。

如此鲜明的反差会让患者的情绪滑入更深的低谷，不会有任何好转。

因此，抑郁症不是靠休息、散心就能解决的，而需要专科人员规范的药物或 / 和心理干预。正如已故精神病学家刘贻德教授提出："诊断抑（忧）郁症仅给以处方取药，听之任之，是医生严重失职；在目前实际条件下，接诊医生至少应告知家属可能发生的后果，直接与患者谈论不良后果是医者缺乏良知；移地居住，换换环境或旅游散心，绝对有害。旅游散心而获得效果者绝非抑（忧）郁症。"国外学者 E. Bleuler 亦有类似警告："转移注意力仅在轻症病人中获得部分缓解，往往是有害的。"

药物是抑郁症治疗中的"拐杖"

30 岁的陈女士因感情受挫，渐渐地患上了抑郁症，接受抗抑郁药治疗一段时间后，陈女士的心情改善了一些，但迟迟没有恢复到病前状态。原来陈女士听人说，服抗抑郁药后人会依赖、变傻、长胖，便私自减量，而且不愿意进行系统的心理治疗。后来在医生的指导下，陈女士恢复了药物剂量，并进行了为期半年的心理治疗，最后不仅病去体愈，而且顺利地停用了药物。

像陈女士一样，很多抑郁症患者治疗依从性很差，他们担心吃药成瘾或人会变傻，对药物有恐惧心理。其实，抗抑郁药物没有成瘾性，而一些抑郁症患者出现脑部功能衰退，并不是药物引起的，是疾病本身对大脑造成的损害。

临床实践表明，抑郁症不能拖延、回避治疗，拖延时间越长，造成的损害越大，经过合理治疗，抑郁症是能够完全控制的。尤其对于中度、重度抑郁症患者而言，药物治疗往往是必要的。

需要注意的是，就像高血压、糖尿病的治疗一样，抗抑郁药对抑郁症的治疗作用类似于"拐杖"，它只是一种控制症状的方法，而不像抗生素治愈细菌感染那样彻底，它们并没有“根治”问题。这样，即使最有效的抗抑郁药，都远远不是解决“情绪”和“思想”健康问题的理想方法。因此，对于中度、重度抑郁症患者而言，在药物起效后要及时跟进心理治疗、改变生活模式等方法，如此，抑郁症的治疗就可能会取得痊愈。

这种治疗方式可以用学游泳过程来比喻。抗抑郁药物就像游泳圈，只要套在身上就容易浮在水面而不沉，能为学习游泳提供方便。换句话说，药物可以缩短抑郁症治疗的疗程，尤其是使初期的心理治疗变得容易一些。抑郁严重的患者注意力不集中，谈话很难深入。药物可使抑郁症状减轻一些，有利于交谈的进行，同时也可以增强患者的信心和对医生的信任。而非药物治疗就像学习游泳，如果不学，只要拿掉游泳圈就可能下沉。如果积极进行非药物治疗方法，使患者逐渐掌握精神卫生之道，主动去改善自己的精神状态，以便适时丢掉药物这个“游泳圈”。

此外，对轻度抑郁症而言，往往无须进行药物治疗。因为，药物的疗效并不会强于安慰剂。换句话说，如果身体功能尚好，就无须借助“拐杖”了。

心理疗法需贯彻抑郁治疗的始终

来访者，男性，28 岁。因焦躁不安、头痛失眠、兴趣下降半年，在家人陪伴下来台州医院心理卫生科寻求心理治疗。

据了解，来访者系家中独子，从小生活在祖父母、外祖父母及父母六个人的怀里，读书时上的基本上是当地最好的学校，成绩很好，大学本科毕业，从事一份劳动强度不大但收入不错的工作。平时好玩儿，喜欢旅游、看电影和运动。3 年前结婚，妻子是家中的独生女，也爱玩儿。他们一起享受美食，一起看电影、运动、旅游、玩网络游戏，而家务用不着操心，由双方的父母包办。他的小日子就像童话里的王子，过得甜甜蜜蜜，一帆风顺。

自一年前妻子怀孕开始，他不断地要陪妻子到医院进行孕期检查，玩的时间相对减少，但一想到自己将要当爹了，就仍然开心不已。半年前，当妻子怀孕进入后一阶段时，由于出现身体方面的诸多不适，需要更频繁地上医院，这让他感到焦虑，害怕妻子和孩子会出意外。尤其妻子生产不顺利时，他更是紧张得不得了。在小孩出生后，家人都忙着照顾母婴，他似乎被忽视了。不仅如此，他不断地被要求做事，如晚上起来给孩子更换尿布和喂奶粉。由于做得不好，常常被人笑话。

就这样，他逐渐出现了焦躁不安、头痛失眠、兴趣下降、食欲不振等现象，他觉得自己是个没用的人，自己是个多余的人，整天不想动，什么事都不想干，只想睡觉，但又睡不着。被当地医院精神卫生科医生诊断为抑郁障碍，予药物治疗，开始时有些效果，但症状反反复复。

经过多次心理咨询之后，来访者明白了自己的问题根源——在以他为中心的家庭生活及教育环境中，自己成了一个宠物孩子，经不起事，负不起责任。在随后长达两年的心理咨询过程中，来访者逐渐地学会了独立、勤劳、担当等品质。当然，抑郁障碍也消之无形了。

有心理治疗经验的人很容易看出，该来访者的抑郁属于反应性抑郁，即由各种生活事件所导致的抑郁。对于这类病患，抗抑郁药许多时候是疗效不佳的，即使有效，往往也是暂时的，而心理治疗往往能取得比较满意的效果。

研究表明，由于抑郁症的发生和发展与患者的心理状态和所处的社会文化或环境因素密切相关；而抗抑郁药的疗效只有 60% ~ 80%，并有一定的不良反应。如果在治疗过程中不针对患者的社会心理因素给予处理，药物治疗的效果将会受到限制，病情也容易因此而出现反复的趋势。

大量临床证据显示，心理治疗，尤其是认知疗法对轻中度抑郁症的疗效可以与药物相媲美；如果联合应用药物治疗和心理治疗，将能帮助抑郁症患者获得更好、更持久的治疗效果，使患者得到全面康复。

临床调查还发现，在多种药物治疗效果不满意的患者中，有的存在认知歪曲，通过认知疗法帮助其识别和解决认知歪曲后病情迅速缓解。也曾有患者在大剂量抗抑郁药治疗下，依然整天卧床不起、精神萎靡。经医生深入探查发现，患者对工作“压力”有回避行为。当医生向患者说明回避的危害，鼓励他们增加活动、勇敢面对问题后，疗效迅速上升。可见，抑郁症的治疗既需要药物治疗，也需要心理治疗，细致全面评估之后才能采取适当的治疗方案，进而获得良好的治疗效果。

业已证明，心理治疗至少有以下方面的作用：

（1）减轻和缓解心理社会应激源导致的抑郁症状。

（2）提高正在接受抗抑郁药治疗患者的治疗依从性。

（3）矫正继发于抑郁症的各种不良心理社会后果，如婚姻问题、自卑问题等。

（4）使患者的心理社会功能和职业功能得到最大程度的恢复。

（5）减少抑郁症的复发率。

我们的临床体验是，对于重性抑郁症，一般需要药物治疗，因为通过药物可以改善重症抑郁时大脑神经出现的神经介质分泌紊乱，从而改善抑郁情绪。但抑郁症最终是需要心理治疗才能得以根本解决，因为抑郁重症指的是抑郁程度，但毕竟还是一种根植于人格的心理障碍，药物是不可能重塑人格的。

因此，心理疗法需贯穿抑郁治疗的始终。

第三章

抑郁的检查评估与诊断

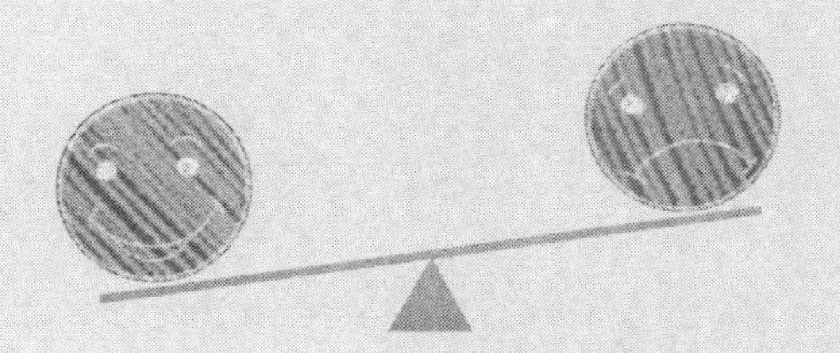

“抑郁”一词有些模棱两可，因而人们尝试将内源性的抑郁称为“忧郁”，以便与生活中常见的“抑郁”区分开，但未能实现。

——曼弗雷德·吕茨

来访者，女性，25岁，因反复情绪波动8年求治。8年前因情绪波动，有时低落、有时高涨，在当地医院诊断为“双相情感障碍”，予服用丙戊酸钠片治疗，有效，服用半年后自己停药。其间尽管情绪有波动，但都比较轻微，未曾重视。近3个月来一直处于情绪低落、疲劳状态，对外界事务的兴趣下降，经常无故伤心烦躁，觉得做人没意思。

心理评估显示，来访者存在中度抑郁症状。建议其进行血生化、血常规、甲状腺功能等血液学检查，以及脑电图检查。来访者及家属表示拒绝，说8年前全部检查过了（当时的检查结果是正常的），现在只想再开些药物治疗。在医生的坚持之下，他们同意进行血常规、小套的生化和甲状腺功能检查。结果显示，来访者存在甲状腺功能亢进，遂建议转内分泌科治疗，家属表示感谢。

抑郁的你是否也是如此呢？就我们临床所见，许多抑郁者往往如此，他们的口头禅往往是：“医生，我平常身体很好，不用检查。”

对于这类抑郁者，医生的耐心和经验往往会受到考验。一般地说，抑郁者需要进行抑郁状态、其他疾病及用药状况的检查与评估。

抑郁状态的检查与评估

不管抑郁的原因是什么，对处于抑郁状态的来访者，首先需要对抑郁状态进行检查与评估。常采用下面两份问卷进行。

一、宗氏抑郁自评量表（SDS）

请你仔细阅读每一条，把意思弄明白，然后根据最近一星期的实际情况，选择最适合你的答案（1. 没有或很少时间　2. 小部分时间　3. 相当多时间　4. 绝大部分或全部时间）。

1.	我觉得闷闷不乐，情绪低沉	1	2	3	4
*2.	我觉得一天之中早晨最好	1	2	3	4
3.	我一阵阵哭出来或觉得想哭	1	2	3	4
4.	我晚上睡眠不好	1	2	3	4
*5.	我吃得跟平常一样多	1	2	3	4
*6.	我与异性密切接触时和以往一样感到愉快	1	2	3	4
7.	我发觉我的体重下降	1	2	3	4
8.	我有便秘的苦恼	1	2	3	4
9.	我心跳比平时快	1	2	3	4
10.	我无缘无故地感到疲乏	1	2	3	4
*11.	我的头脑跟平常一样清楚	1	2	3	4
*12.	我觉得经常做的事情并没有困难	1	2	3	4
13.	我觉得不安而平静不下来	1	2	3	4
*14.	我对将来抱有希望	1	2	3	4
15.	我比平常容易生气、激动	1	2	3	4
*16.	我觉得做出决定是容易的	1	2	3	4
*17.	我觉得自己是个有用的人，有人需要我	1	2	3	4
*18.	我的生活过得很有意思	1	2	3	4
19.	我认为如果我死了别人会生活得好些	1	2	3	4
*20.	我平常感兴趣的事仍然照样感兴趣	1	2	3	4

结果分析：把上述各项得分相加，若为正向评分题，依次评分 1、2、3、4；反向评分题（前文中有 * 号者），则评分 4、3、2、1，即为粗分。如果总粗分超过 41 分，提示你存在抑郁症状，有必要向专业的心理卫生科医生进一步咨询。

SDS 对抑郁症患者高度灵敏，能有效地反映抑郁症状的严重程度及其变化；通常用于成人抑郁的自评，尤其适用于综合性医院抑郁症患者的初筛，也常用于研究老年人群抑郁和认知功能障碍间的关系。该量表的缺点是：出现假阳性的可能性也很大；在老年人中使用时，由于其躯体症状较多，容易导致SDS内部一致性系数显著下降，从而影响结果的可靠性。

二、伯恩斯抑郁症清单（BDC）

美国新一代心理治疗专家、宾夕法尼亚大学的戴维·伯恩斯博士设计出一套抑郁症的自我诊断表“伯恩斯抑郁症清单（BDC）”，这个自我诊断表可帮助你评估你的抑郁指数有多高。

围绕着下面问题给你的情绪状况打分：没有0，轻度1，中度2，严重3。

1. 悲伤：你是否一直感到伤心或悲哀？
2. 泄气：你是否感到前途渺茫？
3. 缺乏自尊：你是否觉得自己没有价值或自以为是一个失败者？
4. 自卑：你是否觉得力不从心或自叹比不上别人？
5. 内疚：你是否对任何事都自责？
6. 犹豫：你是否在做决定时犹豫不决？
7. 焦躁不安：这段时间，你是否一直处于愤怒和不满状态？
8. 对生活丧失兴趣：你对事业、家庭、爱好或朋友是否丧失了兴趣？
9. 丧失动机：你是否感到一蹶不振、做事情毫无动力？
10. 自我印象可怜：你是否以为自己已衰老或失去魅力？
11. 食欲变化：你是否感到食欲不振？或情不自禁地暴饮暴食？
12. 睡眠变化：你是否患有失眠症？或整天感到体力不支，昏昏欲睡？
13. 丧失性欲：你是否丧失了对性的兴趣？
14. 臆想症：你是否经常担心自己的健康？
15. 自杀冲动：你是否认为生存没有价值，或生不如死？

总分：________

测试完之后，请算出总分并评出你的抑郁程度。

参考结果：

0 ~ 4 分：没有抑郁情绪；

5 ~ 10 分：偶尔有抑郁情绪；

11 ~ 20 分：有轻度抑郁情绪；

21 ~ 30 分：有中度抑郁情绪；

31 ~ 45 分：有严重抑郁情绪。

值得注意的是，抑郁量表在临床上可用于抑郁的筛查，严重程度的评价，也可通过量表评定来观察抑郁症状的变化，但一般不用于抑郁症的诊断。

其他疾病及用药状况的检查与评估

仙居的王阿婆今年已经 75 岁了，身子骨还是很硬朗的。不过最近一年来，她总是觉得疲劳，容易失眠，而且心情也非常低落。家人见王阿婆总是这么烦、累，就把她送到医院检查，可是反复查却一直查不出问题所在。折腾了一段时间，家人只好又把她送到台州医院就诊。结果发现阿婆的“疲劳”原来是抑郁症在作祟。

经过与王阿婆的沟通，心理卫生科医生了解到，一年前王阿婆查出患有高血压，医生给她开了含有一种成分叫利血平的降血压药。而利血平是容易导致抑郁的（利血平在医学界是制作抑郁模型的常用药物）。医生让王阿婆停药，改服其他的降血压药物，同时服用抗抑郁药物和心理治疗。不到一个月，王阿婆的情况有了明显改善。

类似王阿婆的情况在我们心理卫生科每年都会遇到几例，由于未去发现和解决抑郁背后的躯体疾病因素和 / 或药物因素，导致抑郁久治难愈。

据临床所见，出现抑郁情绪的人往往会很害怕自己患上了抑郁症。其实，许多时候，他们只是处于抑郁状态而已。

出现抑郁状态并不能简单地判定为抑郁症，因为除抑郁症之外，其他心理疾病中也会经常出现抑郁状态。不仅是心理疾病，像癌症、内分泌疾病、神经系统疾病等生理疾病同样也会出现抑郁状态。此外，许多药物也是抑郁状态的诱发因素。

因此，在考虑患有抑郁症之前，需评估易导致抑郁状态的疾病和药物以及与抑郁症相似的疾病。

一、易导致抑郁状态的疾病和药物

（一）容易出现抑郁状态的病症

1. 精神 / 心理疾病

· 精神分裂症

· 恐惧症

· 焦虑症

· 强迫症

· 创伤后应激障碍

· 边缘性人格障碍

· 精神活性物质相关，如酒精、毒品等

· 心身失调 / 心理因素相关生理障碍（心身疾病以及睡眠障碍、进食障碍、性功能障碍等。）

2. 躯体疾病

· 阿尔茨海默病

· 脑血管疾病

· 帕金森病

· 结缔组织病，如类风湿性关节炎、系统性红斑狼疮

· 代谢性疾病，如糖尿病

- 肝脏疾病、肾脏疾病
- 内分泌系统疾病，如甲状腺功能的亢进和减退、肾上腺疾病
- 癌症
- 心肌梗死
- 哮喘、慢性阻塞性肺病
- 流感

（二）容易出现抑郁状态的药物

- 降压药，尤其含利血平的药物
- 治疗过敏性疾病和免疫性疾病的类固醇激素
- 抗生素，尤其是喹诺酮类药物
- 治疗肝炎病毒的干扰素
- 口服避孕药

二、与抑郁症表现相似的疾病

（一）神经症

神经症是一组神经机能性疾病的概括，是通过各种理化检查，已排除器质性病变之后的一种功能性疾病，主要表现为精神活动能力下降、烦恼、紧张、焦虑、抑郁、恐怖、强迫症状、疑病症状或各种躯体不适感，主要包括恐惧症、惊恐障碍、广泛性焦虑障碍、强迫性障碍、躯体化障碍、疑病障碍、疼痛障碍、躯体形式自主神经紊乱、身体变形障碍、神经衰弱等。

任何一种神经症都会由于患者内心深处出现焦虑，而表现出抑郁状态、紧张、焦躁、失眠、心悸等症状。这些表现与抑郁症，尤其是轻度抑郁症非常相似。两者很难区分，即使是专业医生也必须谨慎鉴别。有时两者出现共病现象，会使诊断难度加大。

下面将对“神经症”的基本特征作一介绍。

神经症（Neurosis）属于非精神病性障碍，既往亦称神经官能症，现在多俗称为“心理障碍”。《中国精神疾病分类与诊断标准》第3版（CCMD-3）中把神经症概括为：“一组主要表现为焦虑、抑郁、恐惧，强迫、疑病症状，或神经衰弱症状的精神障碍。本障碍有一定人格基础，起病常受心理社会（环境）因素影响。症状没有可证实的器质性病变作基础，与病人的现实处境不相称，但病人对存在的症状感到痛苦和无能为力，自知力完整或基本完整，病程多迁延。各种神经性症状或其组合可见于感染、中毒、内脏、内分泌或代谢和脑器质性疾病，称神经症样综合征。”

著名的精神医学家许又新教授提出：“神经症是一种精神障碍，主要表现为持久的心理冲突，病人觉察到或体验到这种冲突并因之而深感痛苦且妨碍心理功能或社会功能，但没有任何可证实的器质性病理基础。”

根据这些定义，神经症的特点可概括为以下五点：

（1）意识的心理冲突：病人察觉到他自己处于一种无力自拔的自相矛盾的心理状态，感到不能控制他自认为应该加以控制的心理活动，如焦虑，持续的紧张心情，恐惧，缠人的烦恼、易激惹、自认为毫无意义的胡思乱想、强迫观念等。通俗地讲，神经症病人总是自己跟自己过不去。

（2）精神痛苦：神经症是一种痛苦的精神障碍。没有痛苦，就不是神经症。喜欢诉苦是神经症病人普遍而突出的症状。

（3）病程多呈迁延性或发作性。

（4）妨碍病人的心理功能或社会功能。

（5）没有任何器质性病变作为基础。

据临床所见，许多包括部分医生在内的人存在着把躯体化障碍、疑病障碍、躯体形式自主神经紊乱等同于隐匿性抑郁症现象，有不少文章和书籍甚至明确写着“运用 ×× 抗抑郁药治疗躯体形式障碍”。事实上，这是一种误区。因为这几个障碍与隐匿性抑郁症是属于不同的类别；抗抑郁药只可能帮助解决躯体形式障碍所伴发的情绪问题，药物本身不可能有治疗躯体形式障碍作用的。

为了减少误解，现把躯体化障碍、疑病障碍、躯体形式自主神经紊乱的表现整理如下，供参考。

1. 躯体化障碍

躯体化障碍主要表现多种多样、经常变化的躯体症状，症状可涉及身体的任何系统或器官，最重要的特点是应激引起的不快心情，以转化成躯体症状的方式出现。

最常见的是胃肠道不适（如疼痛、打嗝、返酸、呕吐、恶心等）、异常的皮肤感觉（如瘙痒、烧灼感、刺痛、麻木感、酸痛等）、皮肤斑点，性及月经方面的主诉也很常见，常存在明显的抑郁和焦虑。可有多种症状同时存在。病人为此进行过许多检查，均没有阳性发现，甚至手术探察却一无所获。常为慢性波动性病程，并伴有社会、人际关系及家庭行为方面长期存在的严重障碍，很少能够完全缓解。女性远多于男性，多在成年早期发病，女性最早的症状可能与性方面的困难或婚姻、恋爱问题有关。有的病人因经常接受治疗，可致药物依赖或滥用。

2. 疑病症

疑病症是指病人以担心或相信患严重躯体疾病的持久性优势观念（疑病观念）为主的一类疾病。病人因此反复就医，各种医学检查阴性和医生的解释均不能打消其疑虑。即使病人有时存在某种躯体障碍，但不能解释所诉症状的性质、程度，或病人的痛苦与优势观念，常伴有焦虑或抑郁。对身体畸形（虽然根据不足）的疑虑或优势观念也属本症。常见表现如下：

（1）常在躯体疾病或精神刺激诱因作用下发病，表现对身体健康或疾病过分担心，其严重程度与实际健康状况不相称。

（2）常有敏感多疑、对健康过分关切并要求较高的个性特征，对日常出现的某些生理现象和异常感觉（如心慌、头晕、腹胀等）作出疑病性解释。

（3）病人的疑病观念很牢固，缺乏充分根据，但不是妄想，因为病人知道自己的疾病证据不充分，才迫切要求检查和治疗。

（4）虽经反复就医或医学检查，但阴性结果和医生的合理解释不能打消其疑虑。

（5）起病大多缓慢，病程持续，症状时轻时重，常导致社会功能缺损。

3. 躯体形式的自主神经功能紊乱

该紊乱主要表现为受自主神经支配的器官系统（如心血管、胃肠道、呼吸系统）发生躯体障碍所致的神经症样综合征。病人在自主神经兴奋症状基础上，又发生了非特异的，但更有个体特征和主观性的症状，经检查这些症状都不能证明有关器官和系统发生了躯体障碍。常见临床特点如下：

（1）症状是主要或完全受自主神经支配与控制的器官系统的功能障碍所致。

（2）最常见、最突出的是累及心血管系统（心脏神经症）、呼吸系统（心因性过度换气和咳嗽）和胃肠系统（胃神经症和神经性腹泻）。

（3）症状通常为两种类型：第一种类型的特点是，以自主神经兴奋的客观体征为基础，如心悸、出汗、脸红、震颤；第二种类型的特点是，更具个体特异性和主观性，而症状本身是非特异的，如部位不定的疼痛、烧灼感、沉重感、紧束感、肿胀感等。

（4）病人把症状归于特定的器官或系统（与自主神经症状相同的系统）。但任何一种类型症状，都无法找到有关器官和系统存在器质性病变的证据。

（5）本病的特征临床上在于以下三方面的结合：明确的自主神经受累、非特异性的主观主诉，以及病人坚持将之归咎于某一特定的器官或系统。

（6）许多病人存在心理应激或困难和问题。

（7）有时可有生理功能的轻度紊乱，如呃逆、胃肠胀气、过度换气，但这些本身并不影响相应器官或系统的基本生理功能。

（二）边缘性人格障碍

边缘性人格障碍是常见的人格障碍，主要以情绪、人际关系、自我形象、行为的不稳定，并且伴随多种冲动行为为特征。由于其存在情绪方面的表现，还容易出现自残、自伤等行为，故很容易被误诊为抑郁症。下面将其常见表现整理如下：

1. 自我身份的识别障碍

他们经常对自己是谁很不确定。因此，他们的自我印象或者自我意识经常变换很快。缺乏自我目标和自我价值感，低自尊，对诸如“我是谁？”“我是怎么样的人？”“我要到哪里去？”这样的问题缺乏思考和答案。

2. 难以控制的情绪

他们对情绪的敏感度、强度和持续时间，有好也有坏。他们常常格外的理想主义、充满快乐、令人喜爱。然而当他们感觉被负面情绪征服时，会感到强烈的悲痛、羞耻、丢脸、愤怒、恐慌。尤其当感受到被拒绝、孤立和感到失败时特别容易受伤。在学到其他的应对机制前，他们处理或逃离强烈负面情绪的努力可能引起自我伤害或自杀行为。

3. 被抛弃的恐惧和害怕孤独

他们存在显著的分离焦虑，常被形容成“手拿脐带走进生活，时刻在找地方接上去”。由于存在严重缺失被爱的体验、他人的关怀，所以他们非常害怕孤独和被人抛弃。对抛弃、分离异常敏感，当面对分离、被拒绝或即将失去外部支持时，可出现强烈的应激性反应，包括自我意象、情感、认知和行为方面的变化，并有可能采取极端行为如自杀、自残自伤等来阻止被抛弃。

4. 强烈又极不稳定的人际关系模式

他们会出现依赖、黏人、理想化等的性格，但一旦伴侣或朋友开始抗拒他们的需求，他们的反弹又会成为另一种极端，像是贬抑对方、抗拒亲密的关系或一味逃避等。他们一面期望与人紧紧相系、被照顾，但却又害怕亲密关系，在这样矛盾的心态中冲突不断。

5. 冲动及自毁、自杀行为

他们控制情绪和耐受挫折的能力非常差，经常出现不计后果的冲动行为，情感爆发时可出现暴力攻击、自伤、自杀行为，有冲动性的酗酒、挥霍、偷窃、药物滥用等。他们在日常生活中和工作中同样表现冲动、缺乏目的性与计划性，做事虎头蛇尾，很难坚持需要长时间才能完成的事情，做事往往没有预见可能要发生的事情。大多数患者在行为过后往往又感到非常后悔。

（三）精神分裂症

精神分裂症是一组病因未明的精神疾病，具有思维、情感、行为等多方面的障碍，以精神活动和环境不协调为特征，常表现为精神失常，病人把主观体验和外界客观现实混为一谈，具有幻觉、妄想等精神病性症状；常缺乏自知力，不会主动求医；常伴有行为紊乱或冲动毁物行为，不能为社会所接受，其工作、学习能力严重受损。

在精神分裂症早期以及慢性期会出现抑郁状态，特别是在初期，有时很难判断是抑郁症还是精神分裂症。

（四）心身失调 / 心理因素相关生理障碍

众所周知，心身一体，精神和肉体是相互影响的。因此，精神上受到强烈的刺激时，许多时候会出现躯体上的不适。同样的，身体上的不适在许多时候也会出现情绪上的失调。

心身失调又称心身疾病，精神因素在其发病过程中起了重要作用，它并不是一种疾病的名称，而是一类疾病的总称，如胃和十二指肠溃疡、类风湿性关节炎、偏头痛等。这些疾病与“隐匿性抑郁症”的表现非常相似，需要认真区分。不过，如果患的是抑郁症，那么，即使躯体症状很严重，但血液学及其他的理化检查是查不出明显的躯体方面病变的。但如果是心身失调症，因为原本就是躯体方面的疾病，所以检查会发现明显异常。

心理因素相关生理障碍主要包括：神经性厌食、神经性贪食及神经性呕吐等进食障碍，各种心理社会因素引起的非器质性睡眠与觉醒障碍（如失眠症、嗜睡症以及某些发作性睡眠异常情况），性欲减退、阳痿、早泄、性高潮缺乏、阴道痉挛、性交疼痛等非器质性性功能障碍。它们在生病过程中会出现抑郁表现，但不属于抑郁症范畴。

（五）阿尔茨海默病

发生在老年人的抑郁症与阿尔茨海默病的表现非常相似，很难区分。因此，老年抑郁有时又被称为“假性痴呆”。例如，反应迟钝、难以正确回答问题、记忆力下降等症状在抑郁症与阿尔茨海默病中都可能会表现得很明显。

有研究发现，在老年期痴呆的整个病程中，或者在出现认知障碍之前会出现抑郁状态。另外，在血管性痴呆初期或者疾病进展过程中出现抑郁状态的概率更是常见，其症状与抑郁症非常接近。

我们可以借助痴呆相关评定量表，如长谷川简易智商评价标准修订表进行提问。如果是阿尔茨海默病，大部分情况下患者会不假思索就做出回答，而抑郁性假性痴呆患者一般情况下是在努力考虑一番后回答“不知道”，并且流露出非常伤心的表情。

抑郁症的诊断

精神医学的诊断存在很多争议。绝大部分医生和某些来访者会觉得诊断名称言简意赅，不仅使症状现象一目了然，而且对处理给出了明确的方向。某些来访者发现这种标签式的诊断名称还具有正常化的作用（例如，“我患有抑郁症”或“我是个抑郁症者”），这会使他们感到欣慰：他们的痛苦和困扰不仅仅专属于他们，与他人也是具有共通性的，因而自己能被他人所理解。来访者会说：“哦，原来是那个让我出了问题，我还以为我要疯了呢！”

但是，另一些抑郁者和少部分治疗者（包括作者本人在内）却不喜欢这样的标签式诊断名称。因为，许多时候，抑郁是人们无力应对巨大生活压力时所产生的反应，是应对无法处理的痛苦的有效方式，有助于保存能量。如果贸然给抑郁来访者贴上一个抑郁症的诊断性标签，似乎意味着抑郁来访者在某种程度上是静态而一成不变的。换句话说，标签式的诊断名称不仅否定了他们的独特性，并且还让他们感到自己被病态化或物体化。Leader 曾尖锐地指出：“抑郁症的诊断颇具争议，作为‘疾病模式’的概括，除了受到生产抗抑郁药的制药公司青睐之外，对理解和帮助来访者则几乎毫无益处。”

鉴于对抑郁症诊断的争议，下文仅介绍相对严谨的 DSM-5（美国精神病协会《精神障碍诊断统计手册·第五版》）中有关抑郁障碍的诊断标准。

破坏性心境失调障碍

A. 严重的、反复的脾气爆发，表现为言语（例如，言语暴力）和/或行为（例如，以肢体攻击他人或财物），其强度或持续时间与所处情况或所受的挑衅完全不成比例。

B. 脾气爆发与其发育阶段不一致。

C. 脾气爆发平均每周 3 次或 3 次以上。

D. 几乎每天和每天的大部分时间，脾气爆发之间的心境是持续性的易激惹或发怒，但可被他人观察到（例如，父母、老师、同伴）。

E. 诊断标准 A–D 的症状已经持续存在 12 个月或更长时间，在此期间，个体从未有过连续 3 个月或更长时间诊断标准 A–D 中的全部症状都没有的情况。

F. 诊断标准 A 和 D 至少在下列三种（即在家、在学校、与同伴在一起）的两种场景中存在，且至少在其中一种场景中是严重的。

G. 首次诊断不能在 6 岁前或 18 岁后。

H. 根据病史或观察，诊断标准 A–E 的症状出现的年龄在 10 岁前。

I. 从未有超过持续 1 天的特别时期，在此期间，除了持续时间以外，符合了躁狂或轻躁狂发作的全部诊断标准。

注：与发育阶段相符的情绪高涨，例如遇到或预期到一个非常积极的事件发生，则不能被视为躁狂或轻躁狂的症状。

J. 这些行为不仅仅出现在重性抑郁障碍的发作期，且不能用其他精神障碍来更好地解释（例如，孤独症谱系障碍、创伤后应激障碍、分离焦虑障碍、持续性抑郁障碍）。

注：此诊断不能与对立违抗障碍、间歇性暴怒障碍或双相障碍并存，但可与其他精神障碍并存，包括重性抑郁障碍、注意缺陷 / 多动障碍、品行障碍和物质使用障碍。若个体的症状同时符合破坏性心境失调障碍和对立违抗障碍的诊断标准，则只能诊断为破坏性心境失调障碍。如果个体曾有过躁狂或轻躁狂发作，则不能再诊断为破坏性心境失调障碍。

K. 这些症状不能归因于某种物质的生理效应，或其他躯体疾病或神经疾病。

重性抑郁障碍

A. 在同样的 2 周时期内，出现 5 个或以上的下列症状，表现出与先前功能相比不同的变化，其中至少 1 项是：1. 心境抑郁；或 2. 丧失兴趣或愉悦感。

注：不包括那些能够明确归因于其他躯体疾病的症状。

1. 几乎每天大部分时间都心境抑郁，既可以是主观的报告（例如，感到悲伤、空虚、无望），也可以是他人的观察（例如，表现流泪）（注：儿童和青少年，可能表现为心境易激惹。）

2. 几乎每天或每天的大部分时间，对所有或几乎所有的活动兴趣或愉快感都明显减少（既可以是主观体验，也可以是观察所见）。

3. 在未节食的情况下体重明显减轻或增加（例如，一个月内体重变化超过原体重的 5%），或几乎每天都有食欲减退或增加（注：儿童可表现为未达应增体重）。

4. 几乎每天都失眠或睡眠过多。

5. 几乎每天精神运动性激越或迟滞（经由他人观察可见，而不仅仅是主观体验到坐立不安或行动迟缓）。

6. 几乎每天都疲劳或精力不足。

7. 几乎每天都感到自己毫无价值，或过分的、不适当地感到内疚（可以达到妄想的程度，并不仅仅是因为患病而自责或内疚）。

8. 几乎每天都存在思考或注意力集中的能力减退或犹豫不决（既可以是主观体验，也可以是他人的观察）。

9. 反复出现死亡的想法（不限于恐惧死亡），反复出现无特定计划的自杀观念，或有某种自杀企图，或有某种实施自杀的特定计划。

B. 这些症状引起有临床意义的痛苦，或导致社交、职业或其他重要功能方面的损害。

C. 症状不能归因于某种物质的生理效应，或其他躯体疾病。

注：诊断标准 A–C 构成重性抑郁发作。

注：对重大丧失（例如，哀伤、破产、自然灾害、严重躯体疾病或失能）的反应，可能包括诊断标准 A 所列出的症状：如强烈的悲伤，被丧失的感受淹没、失眠、食欲不振和体重减轻，这些症状可类似于抑郁发作。尽管这些症状可以被理解成是针对丧失的恰当反应，但除考虑将之作为重大丧失的正常反应之外，还应仔细考虑是否存有重性抑郁发作的可能。诊断需综合考虑个人史以及不同文化背景下个体表达痛苦的常模等因素。

D. 这种重性抑郁发作的出现不能更好地用分裂情感性障碍、精神分裂症、精神分裂样障碍、妄想障碍或其他特定和非特定精神分裂症谱系及其他精神病性障碍来解释。

E. 从无躁狂或轻躁狂发作。

注：若躁狂样或轻躁狂样发作为物质滥用所致，或为其他躯体疾病的生理效应，则排除此条款不适用。

持续性抑郁障碍（恶劣心境）

此障碍由 DSM-IV 所定义的慢性重性抑郁障碍与恶劣心境障碍合并而来。

A. 至少在两年内的多数日子里，一天中的多数时间中出现抑郁心境，既可以是主观的体验，也可以是他人的观察。

注：儿童和青少年的心境可以表现为易激惹，且持续至少一年。

B. 抑郁状态时，有下列 2 项（或更多）症状存在：

1. 食欲不振或过度进食。
2. 失眠或睡眠过多。
3. 缺乏精力或疲劳。
4. 自尊心低。
5. 注意力不集中或犹豫不决。
6. 感到无望。

C. 在两年的病程中（儿童或青少年为一年），个体从未有两个月以上没有诊断标准 A 和 B 的症状。

D. 重性抑郁障碍的诊断标准可以连续存在两年。

E. 从未有过躁狂或轻躁狂发作，且从不符合环性心境障碍的诊断标准。

F. 这种障碍不能用一种持续性的分裂情感性障碍、精神分裂症、妄想障碍、其他特定的或未特定的精神分裂症谱系及其他精神病性障碍来更好地解释。

G. 这些症状不能归因于某种物质（例如，滥用的毒品、药物）的生理效应，或其他躯体疾病（例如，甲状腺功能低下）。

H. 这些症状引起有临床意义的痛苦，或导致社交、职业或其他重要功能方面的损害。

注：因为在持续性抑郁障碍（恶劣心境）的症状清单中，缺乏重性抑郁发作的诊断标准所含的 4 项症状，所以只有极少数个体持续存在抑郁症状超过两年却不符合持续性抑郁障碍的诊断标准。如果在当前发作病程中的某一个时刻，符合了重性抑郁发作的全部诊断标准，则应该给予重性抑郁障碍的诊断。否则，有理由诊断为其他特定的抑郁障碍或未特定的抑郁障碍。

经前期烦躁障碍

物质 / 药物所致的抑郁障碍

由于其他躯体疾病所致的抑郁障碍

其他特定的抑郁障碍

未特定的抑郁障碍

第四章
治疗抑郁的常用方法

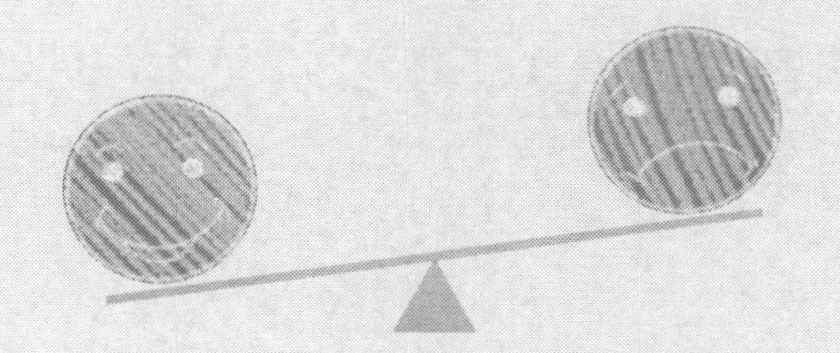

对于慢性疾病状况来说，只有药物治疗而无明显精神－社会干预的做法对整个病痛的影响是很有限的。

——凯博文

著名的心理学家威廉·詹姆斯曾经提出：“一种纯粹的脱离躯体的人类情感是不存在的。”因此，对抑郁的治疗来说，需要同时兼顾身体和心理两方面，尽量按“急则治其标，缓则治其本，标本俱急者，标本同治”的原则进行治疗。

具体地说，药物对于抑郁症的治疗具有快速起效的作用，但由于无法根治抑郁，属于治标范畴；心理治疗以及改变生活模式（如改变认知行为方式、解决早年留下的心理/心灵创伤、培育正念等）等非药物治疗方法起效相对较慢，但疗效相对较久，属于治本范畴。

下面将对我们临床治疗抑郁常用的方法进行介绍，供大家参考。

抑郁症的药物治疗原则和策略

来访者，女性，55岁，从事个体经营。因焦躁、失眠、胃部不适等3个月求治。

3个月前因儿媳妇生产之后需要照顾，儿子让其把生意暂停下来，先在家里帮助一段时间。自此开始，她逐渐出现焦躁、失眠、胃部不适等症状，整天不知所措，做事情笨手笨脚的，觉得自己越来越没用了，连饭也不会做了，经常发呆，偷偷地哭泣，在当地医院诊断为“抑郁症”，予抗抑郁药治疗，1周后没有改善，觉得症状在加重，遂被儿子带到台州医院心理卫生科就诊。医生经过详细地询问病史、心理评估以及必要的躯体检查，仍考虑“抑郁症”，建议其继续服用原来的抗抑郁药。来访者及家属说原来的药无效，要求换药，医生给其解释了关于抗抑郁药的应用原则和起效时间，他们将信将疑地接受了。

3 周后复诊时，来访者的症状略有改善，医生建议其把原抗抑郁药增加半片。他们开始担心，是不是病情加重了？医生解释后，他们接受了建议。其间来访者由于胃部的症状仍然比较明显，她的女儿不断地打电话来询问病情及治疗的相关情况，并怀疑胃的不适是由抗抑郁药造成的。

又过了 3 周，来访者自述其症状改善了 7/10 左右，医生再次建议其把药物增加半片。这时来访者及家属都表示反对，病已经明显好起来了，为什么还要加量？医生给他们做了如下比喻：“一个人平时一顿饭需要吃三个馒头才能感到舒服，如果今天中午只吃 2 个馒头，那么他的感觉是如何呢？”听完之后，他们很不情愿地接受了医生的建议。

又过了 3 周，来访者及家属在复诊时说：“现在全好了”，“跟没生病之前一样了”。并且明白了抑郁的治疗是“急不得的”“需要一个过程”的道理。

这位来访者尽管怀疑，但还是因为坚持执行医生的建议而获益。临床上许多抑郁者正好相反，他们病急乱投医，由于不断地在寻找神医和神药，导致治疗的耽误。抑郁的你对此有何感想呢？

下文将对抑郁症的药物治疗原则和策略进行介绍。

一、抑郁症的药物治疗原则

在临床上我们发现不少患者在基层医院和综合性医院非精神卫生科就诊过，有些甚至在省级医院就诊过，一部分患者被多年误诊和漏诊，得不到有效治疗；另一部分在服用抗抑郁药的患者可能根本不需要药物治疗；更多见的是不合理联合用药和换用药物，非常混乱。

一般认为，在进行抑郁症的药物治疗时，以下原则还是需要坚持的：

1. 明确诊断

我们要认真严谨地采集病史，进行躯体检查和精神状态检查，既不能忽视患者的抑郁症状，也不能因为患有其他疾病的患者有突出的抑郁症状而简单地诊断为抑郁症，因为还有其他疾病可以伴发或继发抑郁症状。

2. 个体化用药原则

全面考虑患者的症状特点、年龄、躯体状况、药物的耐受性、有无并发症，因人而异的个体化合理用药。

3. 剂量逐渐递增原则

抗抑郁药毕竟会导致脑内神经递质改变，所以开始时采用小剂量，使不良反应减至最少，以提高服药依从性；小剂量效果不佳时，根据耐受情况和不良反应，逐渐增加至足量（有效药物上限）并保证足够用药的时间（一般大于4周）。

4. 换药原则

若单药、足量、足程治疗仍无效，可考虑换药，一般建议换用同类其他药物或作用机制不同的药物。

5. 联合用药原则

当换药治疗无效时，可考虑联合作用机制不同的两种药物治疗；一般不推荐两种相同作用机制的药物联合应用，也不主张联合三种以上抗抑郁药。

6. 其他原则

①治疗前应向患者及家属阐明药物的性质、作用和可能的不良反应及对策，争取他们的主动配合，遵医嘱按时按量服药；②治疗期间密切观察病情变化和处理药物的不良反应；③可配合心理治疗和其他疗法。

二、抑郁症的药物治疗策略

抑郁症是高复发性疾病，目前推荐全程治疗。抑郁症的全程治疗常分为急性期治疗、巩固期治疗和维持期治疗。

（一）抑郁症的急性期治疗

急性期治疗指从治疗开始到症状缓解。抑郁症急性期用药的主要目的是控制症状，努力达到临床痊愈。主张优先选用安全、高效的第二代抗抑郁药物，如选择性 5-HT 再摄取抑制剂（SSRIs）、5-HT 和 NE 再摄取抑制剂（SNRIs）、去甲肾上腺素和特异性 5-HT 能抗抑郁药（NaSSAs）等。当然也可使用三环类抗抑郁剂（TCAs）。坚持单一用药，保证足够剂量和时间（持续 6 ~ 8 周）。

一般药物的起效时间是 2 ~ 4 周，治疗的有效率往往与时间呈线性关系，症状改善的“半减期”为 10 ~ 20 天。如果患者服用足量药物治疗 4 ~ 6 周无效，考虑换药或联合用药。值得注意的是，由于半衰期的原因，氟西汀最好停药 5 周以后再换用单胺氧化酶抑制剂（MAOIs），MAOIs 停用 2 周后再换用 SSRIs。

此外，由于 SSRIs 的益处曾在英国和美国受到质疑。1993 年 7 月英国药品和保健品管理委员会和美国 FDA 都指出了 SSRIs 类药物有可能会增加抑郁症儿童青少年的自杀风险。迄今为止，尽管 SSRIs 类药物是否会增加自杀风险还没有定论，但由于抑郁症本身就存在自杀风险，因此我们仍需谨慎对待。

（二）抑郁症的巩固期治疗

巩固期治疗又称为恢复期治疗，此期至少 4 个月，在此期间患者病情不稳定，症状复燃风险较大，原则上应用急性期治疗有效的药物，维持原剂量不变。由于 50% ~ 80% 的抑郁症患者会有第二次发作，许多医生推荐持续用药量 6 ~ 12 个月以确保症状的持续缓解。

（三）抑郁症的维持期治疗

维持期治疗的目的是防止症状复发。维持治疗结束后，病情稳定，可逐渐减药直至终止治疗，但仍应密切监测复发的早期征象，一旦发现有复发迹象，迅速恢复原方案治疗。此期治疗时间的长短由经治医师根据经验决定。WHO 推荐仅发作一次（单次发作），并且症状轻、间歇期长（≥ 5 年）者，可不维持治疗。大部分认为首次抑郁发作维持治疗需 6 ~ 8 个月；有 2 次以上发作，特别是近 5 年有 2 次发作者应维持治疗，维持时间 2 ~ 3 年；多次复发者建议长期维持治疗。

纠正抑郁者的扭曲认知

从小爸妈就重男轻女，我从来没有拥有过他们的疼爱、关心和理解，他们的偏心使我不平衡的心在今年全部以抑郁症形式爆发出来了。

（哥嫂在吵架）活该、活该、活该，我巴不得你们吵，吵、吵、吵，吵吧，你们越吵我越高兴，谁叫你们势利眼，把家里电脑锁起来不给我用，爸妈买的车都不给我坐。现在你结婚了，有女儿了，娶了那么凶的老婆，活该、活该、活该，知道她的厉害了吧！我在楼上听到你们吵，我压抑了 6 年的情绪忽然平静了许多。

有首歌叫《世上只有妈妈好》，而对我是：世上只有外婆好。

目前，除了老公和外婆，没有可信的人了！我告诉自己，“天下乌鸦一般黑”，世上的人都是不可信的，他们对你好都是有目的的。

……

都怪爸妈，你们把我生成两条腿不一样长，害得我现在连裙子都不能穿，紧身裤也不能穿，学车时无法灵活使用脚来踩油门和刹车……我现在一无是处，整个人生都毁了。

上述内容摘自一位 32 岁抑郁症女士的日记。由于在成长过程中形成了大量的扭曲认知，她尽管服用过很长时间、很多种类的抗抑郁药，但疗效一直不好。用她自己的话说就是：

2006 年到 2011 年，我离开家一个人生活，这 5 年我过得很痛苦，一边要上班赚钱，另一边还得忍受着精神上的折磨……最终，我忍受不了，于是去 ×× 第一人民医院、杭州 ×× 医院、上海 ×× 医院……这些医生只知道不断换药，很少有人会详细询问我的病史。就这样，一个无助的我在病急乱投医的情况下花掉了六七万元，但痛苦并没解除。

后来，该抑郁者在台州医院心理卫生科经过以认知疗法为主的整合心理干预而愈。

认知理论认为，抑郁症患者的发病是由于陷入了一种“选择性的负性认知”，如对自我、周围环境和未来的消极扭曲看法，用席尔瓦诺·阿瑞提的话说就是，“病人患抑郁之前业已存在且为抑郁‘打下基础’的生活观念”。在抑郁症的治疗中，认知疗法的有效性已具充足的循证证据。因此，识别出你的扭曲认知，着力于改变不合理思维模式的认知疗法对抑郁的治疗具有积极的意义。

贝克、伯恩斯等心理学家都曾对人类常见的扭曲认知进行概括，下面将对此进行简要介绍，读者可对照自己的情况进行改正。

一、两极化思维

两极化思维是指你倾向于用一种极端的、黑白分明的标准来评价你自己。例如，有一位求职者应聘两次没成功后说：“看他是多么成功啊，我是不成功的。”一位成绩一直在班级里名列前 3 的学生在一次考试中名列第 15 之后说：“现在我算是全输了。”一位抑郁症者在治疗 1 个月仍然效果不明显后说：“这病不可能治好了。”

两极化思维的背后是完美主义作祟，它使你害怕任何错误与不完美，因为那时你会认为自己完全输了，你会感觉自身不足，没有价值。

其实，这种评价事物的方式是不现实的，因为生活很少是绝对的非此即彼。比如说，没有一个人是绝对的优秀或绝对的低劣。同样的，也没有人会是绝对的光彩照人或绝对的丑陋不堪。看看你现在所在的环境，它是一尘不染的吗？或者到处都是垃圾成堆的吗？还是只是相对干净而已？在世界上，绝对肯定是不存在的。如果你总是想用绝对的标准来要求自己，那你会一直抑郁下去，因为你的知觉与现实是不吻合的；你会一直不信任自己，因为不管你做了什么，都永远不会符合你那夸张的期望。

在中国文化中，儒、道、释各家都是反对两极化思维的。例如，儒家强调的“中庸”，佛家强调的“中道”，道家主张的“不自见”“不自是”“不自伐”“不自矜”，无不是批判两极化思维的。类似的，在西方，亚里士多德在探讨幸福与美德的过程中也提出了他的中道学说，并尖锐地说道：“每个极端都是一种罪恶！”

二、过于概括化

过于概括化是指你在只有少量信息的情况下就对整体做出消极预测，把一个消极事件的潜能无限放大。例如，一位病人在医院就诊了2次没有效果，说：“我再也好不起来了。”一位抑郁的职员被领导批评了2次后说：“我总是让大家失望。”一位连受几次挫折的抑郁者说：“这总是会发生在我身上，我在很多事情上都失败了。”一位感情受挫后的女士说：“天下没一个好男人。”

据临床所见，“拒绝之痛”几乎全是由于过于概括化引起的。例如，一位害羞的年轻人鼓足勇气约一个女孩，而这位女孩由于有约在先，因此就礼貌地拒绝了他。于是，这位男孩就对自己说：“我再也不约人了，没有女孩愿意和我约会，我的一生都不会成功的。”仔细分析一下就不难知道，在他扭曲的认知里，他的推论就是：因为她拒绝过他一次，所以她永远都会这么做，而所有女人都100%具有相同品位，那么地球上任何一位女士都会反复不断地拒绝他。

其实，当这种事情发生时，一个人遇到的不过是短暂的失望，而不可能永远如此。《金刚经》中所说的“过去心不可得，现在心不可得，未来心不可得”说的就是这个意思。如果你极度地概括某种情况，那么你就会武断地认为，一件事一旦发生了，它就会像是下了咒语一样地在你身上反复发生。由于要发生的事不可避免是不愉快的，所以你就会感到难过。

如果从禅学角度说，过于概括化的思维与“我执”太重有关，培养“无我”“无常”等理念非常有帮助。如果从正念治疗的角度说，需要培养“接纳”的态度了。

三、选择性负性关注

就像心灵过滤一样，选择性负性关注是指你从任意情景中选择一段消极细节，反复思考这段细节；然后，就像一滴墨水染黑了整杯水一样，在你眼里，整个环境都是消极的，整个现实都变得黑暗起来。例如，一位抑郁者说：“看看所有这些不喜欢我的人。”另一位患抑郁症的女士听到有人在取笑她的好友之后感到很愤怒，因为她想：“人类就是这么残忍而又无情！”事实上，她忽略了这样一个事实，那就是，在此前的很长时间里，绝大部分的人对她都非常友善，很少有人对她残忍！

这种现象的极端表现是扩大性自杀现象：部分抑郁者自己的心情不好就以为别人（包括亲人）的心情与自己一样不好；自己对生活失去信心，感觉生活难以承受，就以为自己的亲人也不能承受生活，从而选择杀掉亲人和自杀。

出现这种状况的原因是，当患上抑郁之后，你就像戴上了一副特别的有色眼镜，经过它的过滤，现实世界上的所有东西都变得消极、负面，而你只让消极、负面的东西进入你的思想意识里。

其实，就像法国著名雕塑家奥古斯特·罗丹所说：“世界上并不缺少美，而是缺少发现美的眼睛。”如果你不把自己的注意力固着在消极的一面上，世界上还是存在许多美好的事物以及事物美好的一面，就像世上不可能有完全相同的两片树叶、世上没完全相同的两个指纹一样，现象世界是丰富多彩的，它具有多样性和开放性，我们需要做的是换个视角、辩证地看世界。

四、低估正性信息

低估正性信息是指你认为自己或他人所取得的正性的成绩是微不足道的。例如，当治疗师列举了几件抑郁患者的成功事件时，他会淡淡地回答："那些成功是很容易达到的，它们并不能说明什么。"当治疗师问抑郁症者周围还有朋友或亲人时，他会回答："谁也不可能关心我，因为我很可怕。我是一个独行客，没有一个人会关注我的。"作者曾问一位抑郁症来访者："你愿意相信我吗？"她回答："你又不是我的什么人，你对我又没有好在哪里，我凭什么相信你！"

这些病人往往倾向于把中性的甚至是积极的体验转化成消极的体验。他不仅无视积极体验，而且"又快又准"地把积极体验转化成了噩梦般的消极体验。伯恩斯称此为"颠覆炼金术"。意思是处于抑郁状态的你运用与中世纪的炼金术士相反的方式处理情绪体验：中世纪的炼金术士梦寐以求的是找到一种把普通的金属转化成金子的方法，而抑郁的你可能就会在用同样的天赋做着相反的事情——把金子般的快乐转化成低落的情绪。当然，你并不是有意识的，你甚至还没有意识到自己究竟在做什么。

这种认知扭曲不仅很常见，而且非常具破坏性。每当你有一种消极体验，你就会反复考虑这件事情，然后得出结论说："这证明了我早就知道的东西。"相反，如果你有一种积极体验，你就会告诉自己："纯属巧合，不算数的。"你为这种消极习惯所付出的代价就是心境凄惨，无力去欣赏所发生的好事。抑郁症患者这种状况有如下面这则故事里的老二：

一位爸爸有两个儿子，老大比较乐观，老二比较悲观。有一次，爸爸把他们分开关到了两个小屋里：老大屋子里只有一堆马粪，老二屋子里堆满了精美的玩具。半小时后爸爸来看，他以为老大一定难过，而老二这次定会开心。他到了老大屋子里，看见老大正满头大汗地掏着马粪，他惊奇地问："我的儿子，你在干什么？"老大兴高采烈地说："真是太好玩了，爸爸，这里面或许藏着一匹小马驹呢！"然后爸爸来到二儿子的房子里，可是让他不解的是，老二正坐在屋里哭得很伤心，"这么多精美的玩具，难道还不能让你开心吗？你为什么不玩呢？"老二哭着说："我一玩它们就会坏的。"

对于存在这种扭曲认知的抑郁者，有必要培养"塞翁失马"寓言中"或许是，或许不是"的辩证态度。

在靠近边塞的人中，有一位精通术数的人。他家的马自己跑到胡人那里去了，大家都来安慰他。这个老人说："或许是，或许不是。"他人不解。过了几个月，他家的马带领着胡人的骏马回来了，大家都祝贺他。这个老人说："或许是，或许不是。"家里多了良马，他的儿子喜欢骑马，有一次从马上摔下来折断了大腿，大家都安慰他，这个老人又说："或许是，或许不是。"过了一年，胡人大举侵入边塞，壮年男子都拿起弓箭参战，靠近边塞的人绝大部分都因战争而死去，唯独他的儿子因为腿摔断了的缘故免于征战，父子得以保全性命。

五、跳跃式思维

跳跃式思维是指你会武断地跳到一个不被周围事实所支持的消极结论上来。"读心术"和"预测未来的思维"属于跳跃式思维中的两种典型表现。

所谓"读心术"，是指即使没有他人在想什么的充分证据，你也以为自己知道人们在想什么。对抑郁者来说，他们假定其他人都瞧不起自己，并对此深信不疑，甚至不愿去检验一下。例如，一位抑郁者平常深受同事的尊敬，但是他觉得"他们认为我是一个失败者"。再如，你在街上走，你的一个朋友和你擦肩而过，而没有和你打招呼，因为他正全神贯注地在想一件事情，并没有注意到你。你或许会错误地得出结论说："他不理我，他肯定对我有意见。"

所谓"预测未来的思维"，是指你猜想某些事情要发生，然后你就把这个预言当作一个事实，尽管这并不是真实的。例如，一位抑郁的求职者还没面试就说："我不会得到这份工作的。"一位自卑的学生还没开始考试就说："我会通不过这次考试的。"一位抑郁症患者说："我意识到我的痛苦将延续下去，并反复发作，我认为接下来的治疗一定会失败。"

事实上，"万法唯心造"，正如禅学中"风动还是帆动"这故事所说。据《坛经》中记载，"时有风吹帆动，一僧曰风动，一僧曰帆动。议论不已。慧能进曰：'不是风动，不是帆动，仁者心动。'"

因此，抑郁者所有的煎熬都不过是自己想出的一堆废话，是心灵魔术的又一痛苦产物而已。

六、灾难化想法

灾难化想法是指你相信已经发生的或者即将发生的事情是如此的糟糕和难以忍受，以至于你不能够承受它。抑郁者在看待自己的错误、恐惧或不完美之处时往往如此，他们会夸大事件的重要性。例如，一位抑郁者在被领导批评了几句后说："天啊！我做了一件错事，太可怕了！流言似飞火，我这一辈子完了！"再如，当作者问一位正在攻读博士学位的抑郁者："如何看待正在进行的实验研究？"他回答说："如果我失败，那将太可怕了。"

就这样，抑郁者不断自己吓唬自己，把一件普通的消极事件看成了吓人的怪物，把它看成是决定自己命运的事件。

对于纠正这种扭曲认知，老子下面这两段话可谓是金玉良言：

事无事，味无味，为无为，大小多少，以怨报德。

见小曰明，守柔曰强，用其光，复归其明，不遗身殃。

培养禅学中的“正念”和“平常心”亦对纠正灾难化想法有帮助。

七、个人化归因

个人化归因是指你将消极事件更多地归因于自己的过失，而没有看到他人也有责任。例如，一位失恋的小伙子告诉治疗师：“女朋友的离开是由于我事业的失败。”一位被领导批评的抑郁者说：“都是因为我能力太差，所以领导才批评我。”如此，如果你不断地夸大自己的不足，缩小自己的优点，那么你就会越来越觉得自己卑贱；当母亲看到孩子作业本上老师说孩子不好的批语时，马上就会想：“我一定不是一个好母亲，这些批语表明我是多么失败。”

这种个人化归因会使你充满负罪感。

事实上，“金无足赤，人无完人”。或许你存在一定的不足，但他人也不可能是完人。大多数的事情不是单方面引起的，正所谓“一个巴掌拍不响”。

请记住，别人的所作所为最终是他们自己的责任，而不是你的责任，即使与你有关，也要合理处理，避免过度自责。

八、情绪化推理

情绪化推理是指你把自己的情绪当作真理的证据。换句话说，你让你的感受支配了你对现实的解释。例如，一位刚跟妻子闹过别扭的男士说：“我心情沮丧，因此，我的婚姻不会有好结果。”其实，这种推理是一种误导，因为他用感情体验代替了思想和信念。下面这些内容也属于情绪化推理的例子：“我觉得有罪，所以我肯定干过坏事”；“我感到灭顶般的无望，所以我的问题肯定不可能得到解决”；“我感到有所欠缺，所以我一定是个无价值的人”；“我没心情做事情，所以我最好躺在床上”；“我很烦你，这说明你做得不好”。

这种推理非常具有破坏性，其中的一个常见后果就是拖延。森田疗法中的“以行动为本位”“不以情绪为本位”，以及中国俗语中的“想归想、做归做”的理念对克服这种扭曲认知有帮助。

九、“应该”“必须”的思维

“应该”“必须”的思维模式是指你倾向于用“应该”“不应该”“必须”的方式来描述任何事情，倘若事情不如意即会产生挫败、生气、愤恨和不安。著名心理学家阿尔伯特·艾利斯将此称作“必须强迫症”，伯恩斯称之为“应该生活法”。这种思维模式不仅常见于抑郁病人，而且大量地存在于中国式的教育中，把普通的事件道德化、上纲上线。

当你把“应该”“必须”的思维和陈述方式往别人或自己身上套时，你通常会感到痛苦。如果你细细地体验一下，就会发现这种思维和陈述方式的背后充满着谴责或自责，为你带来许多不必要的紊乱情绪。当你自己的行为在现实中没有达到标准时，这种思维和陈述方式就会使你讨厌自己，让自己感到羞耻和内疚。当其他人的行为没有达到你的期望时（这种情况经常发生），你就会感到痛苦，并认为自己才是对的。

因此，假如你不希望自己被自己或他人的行为搞得情绪沮丧，那么就改变一下自己的期望，尽量接近现实，把“应该”“必须”的思维和陈述方式改成“我希望”“我觉得”“我感到”就是一种不错的选择。

十、贴标签的思维

贴标签是指你给自己或他人以整体的负性评价。这类个体常用“我/他是一个……”这样的句式来描述自己和他人。抑郁者常常给自己贴上如下的标签：“我是一个不受欢迎的人”，“我生来就是一个失败者”，“我是个令人讨厌的人”……

这种方式意味着你基于个人所犯的错误为自己创造了一个完全负面的自我形象。贴标签是过于概括的一种极端形式。其背后的哲学是“衡量一个人的标准就是看他所犯的错误”。细细地体验一下，你就会发现：当你给别人贴标签时，你难免会产生敌意；当你给自己贴标签时，难免会产生无能感。

其实，每个人的“自我”不可能和任何你做过的某件事情相等同。人的生命是一系列复杂的，永远变动着的思想、情感和行为之流。用禅学语言说，你像一条河，是“无常”的。

因此，请别再试图用消极的标签定义自己和他人了。

另外，心理学家 David D. Burns 等所总结的转变思维的 15 种方法可用于歪曲认知的纠正，值得参考，详见下表。

转变思维的 15 种方法

方法	方法的描述	如何运用这一方法或问题来质询自己。	歪曲的种类
识别歪曲之处	写下负性想法之后，运用“歪曲的想法”表识别每一想法的歪曲之处。	“这一想法的歪曲之处在哪里？”	任何类型
直线前进法	以更为积极而现实的思维来替代。	“这一负性想法确实是真的吗？我确实相信它吗？可以从其他的角度来看待这一情形吗？”	任何类型
成本–收益分析	列出消极情绪（比如交通堵塞时感到愤怒），负性想法（如“我是一个失败者”）或自我挫败性想法（如“我应该完美无缺”）的利弊。	“相信这一点（或感受到这一点）的利弊是什么？这一态度将会给我带来怎样的帮助与伤害？”	任何类型
双重标准技术	不轻视自己，而是以同情困境中朋友的同样方式对待自己。	“我会对有着相同问题的朋友说这样无情的话吗？我会对他说什么呢？”	任何类型
证据检查法	不是假设自己的负性想法是正确的，而是检查是否存在实际的证据支持这一想法。	“事实是什么？资料实际上说明了什么问题？”	妄下断语、情绪化推理、忽视积极方面。

续表

方法	方法的描述	如何运用这一方法或问题来质询自己。	歪曲的种类
调查法	做一项调查，以查明自己的想法及态度是否符合实际。比如你认为在公众场合说话感到焦虑是不正常的，询问几个朋友他们是否也曾有此感受。	“其他人对此有何想法及感受？”	妄下断语
实验法	像科学家检验一个理论一样，通过实验来检验自己负性想法的正确性。例如，如果在惊恐发作时，你感到濒临死亡，你可以爬几级楼梯，这可以证明你的心脏健康而有力。	“如果这一负性想法是正确的，我如何来验证它？”	妄下断语
满意预测法	以百分比预测各种活动的满意度（0%—最少；100%—最多）。在完成每项活动后，记录实际的满意度。	当你感到无精打采的时候，这一技术可以使你重获生机。这一方法还可以用于检验自我挫败性信念，如“如果我孤单一人，我会感到很凄凉”。	宿命、情绪化推理。
垂直箭头技术	不是质疑自己的负性想法，而是在此思维下方划一个垂直的箭头，并问自己如果这是真的，它为何令你烦恼。你也许会记录下衍生出的一系列负性想法，这些想法会引出你潜在的信念。	“如果这一想法是真的，它为何会令我烦恼。这对我意味着什么？”	任何类型
折中思考法	不是以非黑即白的方式思考自己的问题，而是以折中的方式看待问题。	当事情并不如你所料的那般美好，要看到成功的一面。指出自己的缺点，而不是全盘否定。	全或无思维
明确概念法	当你给自己贴上“卑劣”“傻瓜”或“失败者”的标签时，会感觉好一点。只有愚蠢的行为，没有愚蠢的人。	“失败者的定义是什么？”“一个卑劣的人的定义是什么？”“当我说很绝望时，我要表达什么？我所认为的绝望的人是怎样的？”	贴标签、全或无思维。

续表

方法	方法的描述	如何运用这一方法或问题来质询自己。	歪曲的种类
具体化	实事求是，避免主观臆断。	不是将自己看成一无是处，而是聚焦于自己特定的强项与弱点。	过度泛化、全或无思维。
语义法	运用较少情绪化的语言。	不是告诫自己："我不应该犯此错误"，而是对自己说："如果我没有犯此错误会更好。"	贴标签、"应该"语句。
再归因	不是将问题全归咎于己，而是考虑导致问题的许多因素。致力于解决问题，而不是尽情地责备自己，并感到内疚。	"什么因素导致了这一问题？哪些是我的因素？哪些是他人（或不可抗拒）的因素？我从中可以获得怎样的经验教训？"	全或无思维、责备。
接受自己的不足	对自我批评不是防御，而是从中发现真理，心平气和地接受自己的缺点。这是佛教的一种观点——当你一无所有，你就无从失去。你会体验到内心的安宁。	"你感到能力不足吗？我有很多缺点。事实上，我即使有无法改善的缺点，那也很少。"	任何类型

培养有利于抑郁康复的行为

三年前的秋天开始，我整天心事重重，不想说话，失眠，总觉得做人没意思，被医生诊断为重性抑郁症。有一次，我为了能摆脱痛苦而吞下20颗安定药，后来被家人救起。当我睁眼看着床前的亲人时，我越想越怕，害怕自己还会再次想不开。于是，我决定开始直面病魔，在接受药物治疗的同时做些什么。

有一天，在去单位的路上，我无意间听到了收音机里讲的一个笑话。听完后，我笑了笑。笑完后，我发现心里轻松了一些。从此之后，我开始有意识地寻找幽默故事，看喜剧电影，并时常听听音乐。慢慢地，我的情绪在改善。再后来，我开始关心生活中的其他事情，并养成了每天慢跑两公里的习惯。此外，我开始跟朋友学习养花和修禅。

在运动、养花和修禅的过程中，我会主动地把自己的心事说给朋友们听，有些朋友听完后会给我出些主意，有些朋友只是静静地陪伴。无论如何，每次聊完后，我的心情总会轻松一些。

现在，我有几位非常要好的知心朋友，只要有时间，我们就一起小聚。现在，我的家庭关系也改善了，我跟先生的关系比以前亲密了许多。已经停药半年了，周围的人都说我现在像是换了个人似的。

这是一位42岁的抑郁症女士在康复之后所写的心得体会。作为读者的你有什么感受呢？

作者在长期从事抑郁治疗的过程中体会到，抑郁症的康复并不只是服些药物那么简单，培养一些能促进抑郁康复的行为是不可或缺的。下面介绍一些能促进抑郁康复的行为，读者可以选择适合自己的方式。

一、把自己的内心感受说出来

· 给可信任的亲朋好友打电话或面谈，获得他们的支持，与他们一起“卸下心中的重担”。

· 不要不愿意向亲朋好友敞开心扉，有效地沟通，会使大家都更轻松一些。

· 在晚上把电视机、电脑关上，把手机放下，利用这段时间与家人一起谈谈心，或者如果你愿意也可以邀请朋友到家来聚聚。

· 要记住，你是在谈论自己心中的感受，而不是抑郁症患者的感受（不要时刻给自己贴上“抑郁症”的标签）。

二、将内心感受写下来

· 你不是在进行创作，所以不用担心你写的是什么，或者写得好不好，重要的是你如何表达内心深处的真情实感。

· 不要用这种书写的方式取代谈话方式来解决问题，而是仅用这种书写方法来帮助自己探索内心世界，并更深入地认识自己。

· 你不必把所写的内容给别人看，但你可以借书写打破沉默，并开始与你所爱的人进行交流和沟通，讨论一下抑郁如何影响到你和家人的生活。

三、学习一些放松身心的技巧

（一）渐进性放松训练

渐进性放松训练是对抗焦虑和抑郁的一种常用方法，对抑郁症康复期患者具有调养身心的作用。这种方法主要是通过机体主动放松，来增强自我控制，以降低机体唤醒水平，增强适应能力，调整因过度紧张而造成的生理心理功能失调，从而起到预防及治疗作用。

以下为一个放松训练的指导语，刚开始练习时，建议严格按照指导语进行，待练熟后，可不必拘泥于此。

1. 选择一种舒适的姿势

在一把舒适的椅子上坐下，做一些细微的调整，最终让自己感到尽可能地舒服，尽可能地无拘无束，让思绪掠过你的肢体以及双颊，看一下是否每个地方都是放松，没有束缚的，没有绷紧着的衣物，身体也没有不舒服的姿势。然后，再做一些必要的调整，从而让自己处于一种最舒服的姿势。

2. 逐步放松身体的各个部位

“现在让你的注意力从头顶漫游到头皮及前额，舒展头皮和前额的所有肌肉。顺其自然，让它们放松。舒展这些肌肉，让头皮舒服地躺在头顶上。让这种放松弥漫到眉头、眼睑甚至是眼睛的背面。让眼睛舒服地休息。继续让放松扩散，到双颊、嘴唇和下颌，让整个双颊变得舒服、沉重、放松，注意下巴，让支撑下巴的肌肉放松，顺其自然。你会注意到由于重力的原因，下巴会微微下坠，而嘴唇会稍稍分开。”

“在放松脸颊时，也要放松舌头、喉咙和声带，让声音变得异常的安静，而舌头则舒服地躺在嘴巴里。让放松继续扩散，漂流到脑后方，让所有的肌肉顺着颈部垂向双肩，舒展颈部和肩部所有的肌肉。可以把它们想象成有很多小结的绳子，而你打开了这些结子。它们松散而柔软地垂下来。梳平它们，让它们自由、柔顺、宽松地垂在那里。”

“继续放松双肩与颈，让放松感扩延到胳膊，放松上臂所有的肌肉，然后再到肘部和前臂，舒展开所有的肌肉，任其自然。”

“放松手腕、手掌部所有的肌肉，再到指尖，让胳膊感到舒服、沉重和放松，让血液通畅地流到指端，并且认识到已经消除了上肢与肩部的紧张，血液流动得更加舒畅，更加轻松地流到指尖。”

“继续放松头与脸，颈、肩膀与上肢，同时将注意力转移到后背上部，顺着肩膀和后背上部舒展开你所有的肌肉，沿着背脊继续放松，下移到后背中部，舒展所有的肌肉，再下移到后背下部，再以相同的方式下移到腰部和臀部。”

“让放松的感觉扩展到身体两侧，让围绕肋弓的肌肉放松，注意每一次呼吸的呼与吸，吸进的空气通过鼻孔，向下，再向下进入到肺，当肺充满时，再将它呼出，让呼吸平稳、缓和而富有节奏。伴随着每一次呼吸让自己完全陷到椅子中去。让放松扩及腹部、腰部，舒展胃部所有的肌肉，让胃部变得非常放松，仔细注意并体会这种放松的感觉。”

“放松已围绕于臀部、腰部和骨盆的肌肉，让整个骨盆放松舒展，继续让放松蔓延到大腿、膝盖、胫部、腓部和脚，让腿变得十分沉重，舒服的沉重与放松，放松脚踝、脚跟和脚板，甚至到脚底与脚趾。随着腿部变得舒服的沉重，血液更加舒畅地流进脚趾，脚变得更加温暖。”

“整个身体从头到脚趾，都是放松的，平和而安静，内部极其平静。

现在随着每一次呼吸，让躯体再放松一点，随着每一次呼吸，让身体进一步深陷到椅子中，感到舒服的沉重感和放松感。身体得到一种彻底的休息，使你精神焕发，恢复活力。”

3. 注意事项

（1）这一方法虽然名字叫“放松训练”，但却需要集中注意力，注意力越集中，效果越好。因此在练习时要时刻将注意力集中在指导语所指示的部位。

（2）许多练习者在练习初期容易分心，思绪万千，此时可以如此暗示自己：“当脑内出现杂念时，没有关系，我可以很自然地将注意力再次集中到身体的感觉上来。”

（3）放松训练也是一项技能，需要反复练习，才能熟练掌握。在练习时不要强求完美，只要试着用心去做就可以了。

（二）观呼吸放松训练

观呼吸即专注地感受出入息，没有任何的对抗或控制。可以参照以下步骤进行练习。

首先，坐在一个舒服的位置上，可以坐在靠背椅或是表面柔软的地板上。要是坐在椅子上，最好背不要靠在椅背上；若坐在地板上，双膝最好能碰到地板。调整一下高度直到你坐稳、坐舒服了。背挺直，保持一个舒服的姿势。若坐在椅子上，就把脚放在地板上，两腿不要交叉。慢慢地闭上眼睛，深呼吸 3 次。之后恢复正常的呼吸，让你的呼吸自由进出，再轻松地将你的注意力集中在鼻孔的边缘。单纯注意呼吸进出的感觉：在吸完气即将把气呼出之前，有一短暂的停顿，注意它，并且注意呼气的开始。在呼完气即将吸气进来之前，又有另一个短暂的停顿，同样也注意这个短暂的停顿。这表示有两次短暂的停顿，分别在吸气结束与呼气结束时。由于这两次停顿发生的时间如此短暂，以至于你几乎察觉不到它们的存在。

但是当你有正念时，你就能注意到它们。

不要以言语表述或赋予它任何概念，只要注意呼吸的进出即可，不要说“我吸进”“我呼出”。当你集中注意力在呼吸上时，忽略任何思维、记忆、声音、香气与味道，只专注于呼吸，排除其他任何事物。

开始练习时，尽管我们努力把注意力维持在呼吸上，但心还是很容易跑开。心可能会跑向过去的经验，突然间，你会发现自己回忆起以前去过的地方、遇见过的人、久未谋面的朋友、很久以前读过的一本书，或者昨天吃过的食物的味道等。当你注意到你的心不在呼吸上时，马上以正念将它拉回，并把它重新安顿在呼吸上。不久，你可能再次分心，想起该如何付你的账单、洗你的衣服、买你的杂货、参加一个派对、计划你的下一次休假等。当你注意到你的心不在你的专注对象上时，马上像“手牵牛绳牧牛”一样把它拉回到当下的呼吸中来。下面的一些技巧可能有助于修习正念呼吸：

1. 数息

数息是增强定力的措施，其目的是把注意力集中在呼吸上。数息的方法很多，任何一种数息都应该在心里进行，不要发出任何声音。一旦你的注意力能集中在呼吸上了，就可放弃数息了。常用的数息法有：①吸气时数“一、一、一、一……”直到肺部充满新鲜空气；呼气时数“二、二、二、二……”直到肺里的气被吐尽为止。接着，再吸气时数“三、三、三、三……”直到肺部充满新鲜空气；呼气时数“四、四、四、四……”直到肺里的气被吐尽为止。如此数到十，然后一直重复这个过程，直到心能集中在呼吸上为止。②采取一个长呼吸，当肺里吸满空气时，在心里数“一”，之后呼气，直到肺里的空气完全吐尽，在心里数“二”。接着，当肺里吸满空气时，在心里数“三”，之后呼气，直到肺里的空气完全吐尽，在心里数“四”。像这样一直数到十，然后再从十数到一。再从一数到十，之后再从十数到一。③呼和吸合起来数，当肺里的空气吐尽时，在心里数“一”，这一次你应该将吸与呼当成一次。接着，吸气、吐气时，默数“二”。这种数息法应该只数到五，然后再从五数到一。重复这种方法，直到你的呼吸变得细微与安定为止。

请注意，你不一定要数息。当你的心能安定在吸气与呼气都会接触的鼻孔边缘上，并且开始觉得自己的呼吸如此细微与安定，以至于几乎无法分辨吸气与呼气时，就应该放弃数息了。

2. 连接

吸气之后，你不用再等着注意吐气前的短暂停顿，而是将吸气与呼气连接起来，也就是说，吸气和呼气已经合为一个连续的“呼吸”。

3. 固定

将吸气与呼气连接起来之后，将你的注意力固定在吸气与呼气都会触到的点上（鼻孔边缘）。吸气与呼气，就像一次呼吸进出的触碰，或对鼻孔边缘的摩擦。

4. 像木匠一样集中你的注意力

木匠总会在他想锯的木板上画一条直线，然后用锯子沿着所画的线锯开木板。他并没有看着锯齿在木板上进出，而是完全将注意力集中在所画的直线上，只有这样才能笔直地锯下木板。同样，将你的心专注在你感觉呼吸进出鼻孔的边缘上。

5. 让你的心像个门卫

一个门卫不会考虑其他人进出房子的细节，他注意的是人们在房门的进与出。同样，当你专注呼吸时，不应该考虑所经历到的任何细节，只要注意呼吸进出鼻孔边缘的感觉。

就这样练习，可不时地提醒自己只要去关注此刻的体验就可以了。每当你的意识发生游移时，用呼吸做锚点再次连接到此时此刻上来。当持续训练一段时间之后，你的身体与心里都会变得轻松、自在。

（三）冥想放松法

冥想放松方法是，将注意力转移至悠闲、轻松的想象空间和感官经验，使呼吸和心跳减缓、肌肉放松、手脚温度上升，身心达到轻松愉快的状态。在整个放松过程中，始终保持缓慢而均匀的呼吸，要能体验随着想象有股暖流在身体内运动。其内容可以千变万化，可以是真的具体的，也可以是天马行空的。下面的冥想练习方法可供参考。

首先选择一个清净的地方，保证没有他人的干扰，也没有嘈杂的声音。坐着、站着均可。

然后播放一段喜爱的轻音乐，如轻缓的钢琴曲、长笛曲等。带着愉快的心情想象一个轻松愉快的场景。你边听自己的呼吸声，边想海潮涌动，这会提高放松的程度。体会海的气息，想象海浪正随着你呼吸的韵律，轻柔地拍打着海岸。每一次呼气，海浪都会将你的紧张席卷而去……遥望海边的白云，你感到轻松，很轻松，仿佛自己离白云越来越近……越来越近……渐渐地……渐渐地……自己仿佛像一朵白云……慢慢飘起来……飘起来……飘离地面，飘浮在半空中。你抱着洁白的云堆，像抱着枕头和棉被，像在做一个美梦，觉得手很轻松，手飘起来了，脚很轻松，脚也飘起来了……

（四）传统健身方法

我国传统健身术内容非常丰富，如“八段锦”“五禽戏”“易筋经”“太极拳”以及各种武术运动等，在调和百脉，运行气血，调整“意”“气”“形”，怡情怡性方面，皆具有独特作用。其中“八段锦”简单易学、省时简便，比较适合现代人练习。下文对《中国武术实用大全》中收录的“武八段锦”（“站式八段锦”）的练法作一介绍。

1. 演练的方法

预备势：直立垂臂，全身放松，双脚自然站立，与肩同宽，舌抵上胯，双目平视。

第一段　两手托天理三焦

动作：两手心朝上，两臂从体侧缓缓上举至头顶上方，双掌相合，手指相交叉，随即内旋翻掌朝上撑起。同时两脚跟尽量上提，仰头，眼看手背。然后，两掌外旋翻转手心向下，屈肘松肩，分手垂臂。同时脚跟下落着地。还原成直立预备势。

要求：上撑动作要有“托天”之意，两手向上相交叉时吸气，翻拿上托时呼气；叉手下降至头顶时吸气，分手下垂还原时呼气。如此反复练习数遍。

第二段　左右开弓似射雕

动作：左脚向左松开一步、屈膝呈马步，同时两臂屈肘抬起，右外左内在胸前交叉，眼看左手。左手拇食二指撑开呈八字，其余三指屈曲扣回。随即左手内旋塌腕成掌心向外，向左侧平推，同时右手松握拳，向右平拉，势如开弓。眼仍注视左手，此谓“左开弓”。然后，两手回复于胸前交叉，左手在外右手在内，眼看右手，再做“右开弓”，动作同于“左开弓”，唯左右方向相反。

要求：要模仿拉弓射箭的姿势，开弓时两手用力缓缓撑拉，回收时亦似撑着弓弦缓缓放松。以吸气配合开弓，以呼气配合收回，如此左右反复数遍，回复至预备势。

第三段　调理脾胃单举手

动作：并步直立，两手屈肘抬至胸前，大小臂与地面平行，双掌手心向下；左手内旋上举至头顶上方，手心向后下方，眼看上举之手；同时右手下按至右胯侧，手心向下，此谓“左举手”。然后，左手落下，右手抬起，双手平至胸前，再右手上举至头顶上方，左手下按至左胯侧，做“右举手”。

要求：以呼气配合上举下按，以吸气配合两手平至胸前，如此反复数遍，回复至预备势。

第四段　五劳七伤往后瞧

动作：身体站立不动，唯头部慢慢向左、向后转动，眼看左后方，称谓“左后瞧”。然后，收回至原位，稍停片刻，再慢慢向右、向后转动，眼看右后方，称谓“右后瞧”。

要求：头部转动时，保持两足趾抓地，头微上顶，肢体正直不动。以呼气配合转头后瞧，以吸气配合转头复原，如此左右转动往后瞧，反复数遍。

第五段　摇头摆尾去心火

动作：左脚向左横开一步成马步，两手内旋，扶按于膝上，拇指向后外。头部向左下方摆，臀部向右上方摆，两臂随之左屈右伸，此谓“左摆”；然后，头再向右下方摆，臀部向左上方摆，两臂随之右屈左伸，称谓“右摆”。最后，俯身使头和躯干由右向前、向左、向后成弧形摇动一圈，此谓“左摇”；再使头和躯干由左向前、向右、向后成弧形摇动一圈、称谓“右摇”。

要求：摆摇之时，两足趾抓地，脚掌踏实，勿上下起伏。初学或老年体弱者、摆摇幅度可小些，速度可慢些。以呼气配合摆动，以吸气配合直身过渡动作；前俯摇动时呼气，后仰摇动时吸气。先做左右摆动各数遍，接着做左右摇动各数遍，再回收至预备势。

第六段　两手攀足固肾腰

动作：上身后仰，同时两手手心自然贴身后移。上身再慢慢前屈弯腰，同时两手虎口张开朝下，手心贴大腿后侧随弯腰动作而下移至足跟（或移至本人所能达到的极限），抓握住保持片刻，再起身直立垂臂。

要求：动作要缓慢，全身要放松，攀足时必须要直膝，以吸气配合后仰，以呼气配合前屈弯腰，反复数遍，回复至预备势。

第七段　攒拳怒目增气力

动作：两手握拳抱于腰间腹部两侧，掌心向上。同时两脚蹬地跳开成马步。两目向前怒视。左拳向前缓缓用力冲出，同时内旋小臂成拳心向下，呼吸七次，每呼气时，用力紧拳。呼吸七次后，左拳变掌，外旋成掌心向上，抓提成拳，再缓缓收抱于腰间腹侧，此谓“左前冲拳”。然后，换右掌向前缓缓用劲冲出，做“右前冲拳”，同于“左前冲拳”，唯左右方向相反。再交替做左右侧冲拳，动作同于前冲拳，唯向左右侧方冲出。再做双冲拳，即两拳同时向前和向左右两侧冲出。最后，两脚蹬地跳起，落成并步，同时两拳变掌垂下，还原成预备势。

要求：练习时做到头、肩、臂、膝、脚平正，动作刚劲矫健。年老体弱者蹬跳不便，可用左脚向左横开一步成马步。

第八段　背后七颠百病消

动作：两手左里右外，交叠置于背后，手心向后。两足跟尽量上提，头上顶，足跟轻轻落下，接近地面而不着地，如此连续起落多次。

要求：以吸气配合提脚跟，以呼气配合落脚跟，颠动身体，使全身放松，最后脚跟落地，直立垂臂收功。

2. 注意事项

（1）练习以早晚为宜，练习环境最好清净、空气新鲜。饱食、饥饿、大怒后皆不宜练习。

（2）患者可根据自身情况，在全套练习的基础上，有针对性地练习其中某段，以固肾健脾，清心除烦。

（3）对于初学者及年老、体弱患者，每段练习 3 ~ 4 次即可，如不能坚持全套练习，亦可选择其中几段进行反复练习。

（4）本功法简便易行，无内守入静等要求，可随时练习，随时停止。

可作为工间操进行锻炼。

（五）其他放松法

1. 参加一些户外活动。参加户外活动不仅可以起到休息作用，还可以好好放松身体。

2. 找一些不需花费太多精力与体力的事情做一做。比如，种花草、逗逗宠物、给野外的动物喂食。

3. 和朋友们聚会，或者去看一场电影。

四、养成运动的习惯

由于精神上的原因，大多数抑郁病人觉得自己无能、无用，他们不想活动，不想做任何事情，也没有做事情的兴趣和热情。整天呆坐、长吁短叹、终日闭门不出。有的甚至觉得前途黯淡、人生苦长，认为无论做什么也是无济于事。这就是抑郁症病人的“无助感”。这种“无助感”与抑郁之间会形成一种恶性循环的关系：抑郁越严重，无助感越强；同时无助感的增强又会导致抑郁病人情绪更加低落，工作和活动的热情进一步降低，结果当然更是一事无成，于是又责备自己无能、无用，加剧了抑郁症状。要治疗抑郁症，就必须打破这种恶性循环。而打破这种恶性循环最基本的途径之一就是增加活动，做力所能及的事情。

大量科学研究证实，运动有助于抑郁症患者的康复。有报道称，从抑郁症患者的康复效果来说，坚持每星期进行三次的有氧运动跟药物治疗的效果几乎一样；抗抑郁药只是能较快缓解症状，而不是更有效的办法，这是两者唯一的差别。除此之外，研究人员还发现，坚持锻炼的抑郁症患者的复发率比仅依靠药物治疗的患者要低很多。对比研究显示，用抗抑郁药治疗 4 个月，有效率为 66.6%，运动治疗的有效率为 60%，药物加运动治疗的有效率为 69%；10 个月后再次对这些患者观察其复发率，发现接受药物治疗的复发率为 38%，接受药物加运动治疗的复发率为 31%。

临床观察发现，运动对抑郁病人的益处至少有：

（1）运动能够使人感觉变好

由于活动以后，不再专注于自身的不良感觉，所以能够适当减弱抑郁的感觉。

（2）运动能减轻疲乏感

因为长时间不活动，呆坐度日，所以肌肉极易疲劳。而且由于血液流动缓慢，疲劳恢复的时间更加慢。一旦活动起来，血流畅通，疲乏的感觉就会随之减轻。

（3）运动有助于找回自信

通过活动，可以发现自己的能力没有丧失，甚至发现自己其他的潜能，恢复自信。

（4）运动改善了人的思考能力

通过运动，才会考虑做什么，怎么做，帮助恢复对生活的控制能力。

另有作者把运动促进抑郁症患者康复的原因概括为以下方面：一方面，体育运动可驱散抑郁状态下释放的激素，提高肾上腺髓质分泌儿茶酚胺的能力；另一方面，体育锻炼可通过释放一种叫作 β－内啡肽的脑化学物质，改善人体中枢神经的调节功能，并提高机体对有害刺激的耐受力，令人感到镇静和快乐。此外，运动可以起到充实生活的作用。

那么如何让抑郁症患者通过运动获得更好的康复效果呢？

一般认为，消除抑郁的运动处方是进行持续的大肌肉群的有氧运动，如快步行走、慢跑、跳绳或健身操、打球等。不管采取何种运动方式，抑郁症患者都可以参考以下运动建议：

（1）循序渐进

不要幻想从来没有运动习惯的你一下子就能接受高强度的运动量，这只会打击你的士气甚至使肌肉受伤。记住循序渐进这个原则，刚开始的第一个星期可以仅仅是运动三天，每天就短短的几分钟到十分钟就够了。第二或第三个星期就慢慢增加运动量，慢慢增加到每次运动一刻钟或半小时，每星期运动四天。

（2）分开时段锻炼

完全没有必要一次性地把每天的健身计划做完。很多人都喜欢量少形式多的健身模式，而且每天的健身计划分出不同时间去完成。譬如对于45分钟的慢跑，分三次每次15分钟总比一次跑完45分钟的效果要好。

（3）选择你喜欢的运动

提这个建议看上去是多此一举，但实际上很多人所选择的运动并不是他自己最喜欢的，而是他觉得这样做是最有效的。而像这样机械般地做着自己并不喜欢的运动，是不可能坚持多久的。永远要记住，锻炼身体的方法有很多种，我们应该选择自己喜欢的锻炼方式。如果你喜欢游泳的话，可以经常去附近的游泳池游泳而不必逼自己去慢跑；如果你喜欢看电视的话，也可以把跑步机放到电视机前，边看电视边锻炼。你需要做的是尝试不同的运动方式，并找出其中你最喜欢的一种。

（4）找个健身伙伴

一个人进行锻炼往往不会坚持多久，可能某个时刻你说不锻炼就不锻炼了。但如果和朋友约定了健身计划后，你就不会那么容易动摇了。因此找个健身伙伴很重要，譬如说约一下邻居一起去慢跑，或者是与朋友找个时间每星期都去打乒乓球等。同样道理，参加一些健身班，如瑜珈或健身操的培训班，都能迫使自己坚持锻炼下去。

（5）每天多活动身体

要养成锻炼身体的习惯，除了有健身计划外，我们还可以在日常生活中多活动活动自己的身体。譬如回家的时候不乘电梯而改爬楼梯；上班的时候把车停远一点，好让自己能多走一段路程；把电视机的遥控器藏起来，迫使自己每次换台的时候都要亲自走到电视机前。久而久之，这些天天积累下来的多余的活动也会使我们的身体好起来。

抑郁的森田疗法

几个月前，刚开始就诊时，包医生说我的生活理念和方式比较容易患上抑郁。现在想想，的确如此，我好像是属于“固执型”：平时有完美主义倾向，做事精神高度集中，对某些事物过于专注，一丝不苟，正义感和责任感过于强烈；是个老好人，喜欢帮助和照顾别人，无法拒绝别人的请求，什么责任都往自己身上扛。现在回想起来，其实在几年前我就已经感觉到了筋疲力尽，江郎才尽了，只是领导交代的事不好意思推托，直到最后扛不住了。

一直以来，父母和老师都教育我，人活着不是为自己，而是要把社会、国家、集体、单位等利益放在自己的利益前面。我一直恪守这个理念，时刻为“重要的他人”和“重要的目标”而准备。现在想想当时是多么的愚蠢。

通过几个月对森田疗法的实践，我终于明白了生命的真谛。

一是顺其自然：人的生命、精力是非常有限的，我们必须承认自己的脆弱性；出现抑郁情绪是正常的，我们不能去消灭它，而是需要欢迎它的到来、欢送它的离开；需要服药时就好好服药。

二是为所当为：人首先是为自己活着的，然后才为周围的他人，是“爱人如己”，而不是“克己为人”；该休息时就休息，不能过度透支生命；面子不重要，自己内心深处的声音更重要。

感谢这场抑郁，感谢包医生，你不仅治好了我的抑郁，还让我找回了自己。

上述内容摘自一位抑郁来访者实践森田疗法之后的感悟。

森田疗法是由日本著名心理学家森田正马博士创立的一种基于东方文

化背景的、独特的、自成体系的心理治疗理论与方法。实践证明，森田疗法不仅是心理治疗的优秀疗法，而且对人生向上的生活也有着极大的指导意义。

我们的体会是，如果体验人生的意义和价值成了一个人随时随地的生活目标，那么，抑郁问题就容易解决了。

一、运用森田疗法治疗抑郁的原理

森田疗法本来并不是针对抑郁症的，但近年来国内外学者将其应用范围进行拓展，用在了抑郁症的调节养生方面。其中，以日本的中村敬先生为首的学者在这方面做了不少工作，他们的观点是：得了严重的抑郁症时，要接受这样一个事实，即情绪低落、兴趣丧失、负性思维是抑郁症的特点，因为病人由于长期的心理冲突导致精力衰竭，元气大伤，这些症状也是机体对我们提出的警告，是没有任何办法的，对它的抗拒、害怕和逃避会加速精力和元气的消耗，就像汽车没有了油，走不动了，使劲踩油门是没有用的，只会伤害发动机。因此，我们必须尊重客观规律。

抑郁症不是精神病，是一种能治愈的情感障碍。人天生就有自愈能力，如果再辅以抗抑郁药物治疗，绝大多数在数周内就会逐渐好转。但许多抑郁者刚消除症状就停药，并且开始努力补偿以前的损失，拼命做事，结果立即复发，掉进反复发作的陷阱，自己又恐慌绝望。因为抑郁症恢复的特点是时好时坏，有个过程，不懂这个规律是许多抑郁症变成难治症的原因。

因此，以“顺其自然，为所当为”为精髓的森田疗法是适合抑郁者调节养生的。

二、森田疗法的理念在抑郁治疗中的具体运用

首先要强调的是，森田疗法在治疗抑郁症时的意义和对神经症是有区

别的。在这里，“顺其自然”是指要承认患了抑郁症这个事实，了解它的特点和恢复规律；接纳负性情绪的存在，学习与其相处。具体地说，有下面几条：

· 我们得承认人不可能永远顺利，也不可能永远倒霉；

· 我们需要持有“既来之，则安之”的心态，坏情绪来了就允许它光临，它走了就让它走好；

· 人不是机器，是需要休息的，我们尽可能不要透支生命；

· 如果大脑缺乏能让人快乐的物质，那就听医生的吩咐，好好服用抗抑郁药。

下面借用鲁米的诗《客房》强调一下“顺其自然”的重要性。

客房

鲁米

人是一间客房。

每天早晨都有新来的客人。

快乐、沮丧、卑鄙，

一些瞬间的意识就像一个不曾预料的客人那样来了。

欢迎并且招待所有的人！

即使他们是一群悲伤，

他们扫荡了你的房子，

搬光了你的家具。

然而，还得热情地对待每一个客人。

他也许会因为某些新的喜悦而把你清空。

龌龊的想法、羞耻、怨恨。

在门口碰到了他们，笑脸相迎并邀他们进门。

无论是谁来了都要满怀感激，

因为他们每一个都是来自远方的领路人。

此处的“为所当为”是：经过抑郁症的洗礼之后，要反思自己得病的各种原因，例如减轻自己的心理压力，重新调整人生目标，认识自己的性格特点，不要追求完美，不要盲目攀比，不要蛮干。作者以为，这里的“当为”是存在主义意义上的“为”，也就是说，是领悟了人的死亡、自由与责任、孤独和意义等存在性主题之后的“为”。具体地说，有以下几方面内容：

· 我们得承认人首先是为自己活着的，能做到“爱人如己”已经非常高贵，没有必要“克己为人”；

· 如果身体需要休息，就适时地休息；

· 做真实的自己，把尊严、评价系统建立在自己的身上，外在的评估并不可靠；

保持禅学意义上的“直心”和“平常心”。

下面借用苏轼的《定风波》强调一下“为所当为”的实践意义。

定风波

苏轼

三月七日沙湖道中遇雨。

雨具先去，同行皆狼狈，余独不觉。

已而遂晴，故作此。

莫听穿林打叶声，何妨吟啸且徐行。

竹杖芒鞋轻胜马，谁怕？一蓑烟雨任平生。

料峭春风吹酒醒，微冷，山头斜照却相迎。

回首向来萧瑟处，归去，也无风雨也无晴。

作者体会，下面这些习惯可谓是“为所当为”比较好的注脚，有助于抑郁者的康复，值得推广。

1. 学会感恩

让自己放慢脚步，看看你的四周，关注生活中的细微之处：人行道上淡紫色的花，美丽的落日，洗去你一天疲惫的淋浴，伴侣眼中的笑容。

当你的感恩之心能够欣赏生活的美，思考和祝福，你自然就充满了幸福感。

2. 明智地选择自己的朋友

影响个人幸福比较重要的外部因素是人际关系。所以尽可能选择能真心接纳、欣赏你真实的自己的人做朋友，因为他们会让你的生活变得更丰富、快乐、有意义。

3. 做你想做的事情

既然我们成人生活的三分之一时间都在工作，那么做我们想做的事对我们的整体幸福感就有很大的影响。

如果现在不能做你想做的事情，那就试着在你现在的工作中寻找快乐和意义，或者培养一个你喜爱的兴趣。

4. 活在当下

你感到沮丧，是因为你活在过去。

你感到担忧和焦虑，是因为你活在未来。

但是当你感到满足、开心和平和时，你才是活在当下。

5. 要经常笑

笑是对抗生气或沮丧最有力的武器。

研究表明，简单的嘴巴上扬也可以增加你的幸福感。

不要把生活看得太严肃。

要学会在每日的奋斗中寻找幽默感和笑声。

6. 学会宽恕

憎恨和生气是对自我的惩罚。

当你释怀的时候，事实上你是在对自己施以善意。

最重要的是，学会宽恕自己。

每个人都会犯错。

我们只有通过犯错误，才能慢慢学会如何成为一个更强大、更好的人。

7. 学会深交

我们的幸福感会在和另一个人的深交中不断猛增。

专注聆听是加强这种关系纽带和把幸福感带给自己和别人的两个最重要的方面。

8. 冥想

冥想训练可以导致大脑结构变化，包括海马体黑色物质的密度。业已证明，正念冥想有助于抑郁的康复。

9. 无条件地爱

没人是完美的。

接受你自己所有的不完美。

也要这样对待别人。

无条件地爱一个人，并不意味着你要花所有的时间和他在一起，或者帮助他解决问题。

无条件地爱，意味着接受真实的他们，以他们自己的步伐，让他们自己摸索。

10. 做最好的自己，然后放手

每个人都有局限性。

而且有时候尽管我们很努力做一件事情，但是总会事与愿违。

所以做最好的自己，然后放手。

当你尽了全力，就没有遗憾了。

11. 好好照顾自己

一个健康的身体是幸福的重要基础。

确保自己吃得好，做锻炼，找点时间休息。

好好照顾你的身体、大脑和精神。

抑郁的内观认知 / 正念疗法

· 简直不可相信，我现在可以做到不去赶走悲伤情绪，而只是与它相处了；

· 就像船停在码头时一样，只要我把注意力“锚”在呼吸上，头脑中的不良念头就奈何不了我；

· 原来，只要停止与坏情绪对抗，它的破坏力就会减少，看来以后得允许内心为任何事物保留空间，而不是努力去开创其他的状态；

· 以前需要使用止痛药来缓解身体的疼痛，现在只要做做躯体扫描也可以达到止痛效果了；

· 包医生说，我不是抑郁症，抑郁症也不是我，听起来还真有点道理；

· 今天，我按照包医生在《与自己和解：用禅的智慧治疗神经症》中所写的方法来练习正念走路，我双脚并列，双臂放在身体两侧，直视前方，轻轻地抬起左脚后跟，向前迈进，迈步的同时感觉到身体所有的重量都压在了右腿上面，左脚后跟到脚尖慢慢落地的同时，突然感觉到右腿轻松了起来。右脚抬起和落下与左脚的感觉一样……开始练习时有些怪怪的，后来非常享受这一过程；

· 花了两个月时间，把包医生写的《唤醒自愈力》也读完了，里面的正念练习看起来有点傻傻的，但练习了一段时间之后发现并不是这样，它不仅能让人放松，还能让人智慧地活在当下；

……

这些内容摘自在台州医院心理卫生科进行内观认知 / 正念治疗的抑郁者的日记。读者朋友，这种疗法是否挺有趣的呢？

所谓内观认知疗法与正念疗法，它根植于东方文化中的“内观禅修”，通过训练人学习“平心静气”地去觉知及观察自己的心智活动（mental activities）的生（产生）、住（停住）、异（变化）、灭（消失）的过程，使人明白自己的心智活动的本质及缘起，进而改变情绪状态和认知功能。该疗法已经被英国政府的 NICE 指南（2002）纳入，作为预防重症抑郁复发和反复发作的有效治疗手段。

2007 年，美国国家卫生统计中心发布的调查结果显示，过去的一年中共有超过两千万美国人练习正念。调查人员得知，修习者进行这种练习是为了提高整体健康水平，缓解压力、焦虑、疼痛、抑郁和失眠，或者应对心脏病和癌症等慢性病症状及其带来的精神压力。

我们已开展内观认知 / 正念疗法多年，发现该疗法与药物联合应用，可明显提高抑郁症患者的治疗效果，有效降低抑郁症的复发率。下面进行简要介绍。

一、运用内观认知 / 正念疗法治疗抑郁的原理

从事过内观认知 / 正念治疗的人都知道，在抑郁症可能出现发作的时候，如果能够辨认出以自我保持的穷思竭虑以及消极想法为特征的特定心理状态，并能够从这种心理状态中解脱出来，那么就可以避免抑郁的发作；相反，如果对这些模式没有加以识别和纠正，那么很可能会产生一种螺旋式逐渐恶化的情绪，最后，病情就会开始发作。

为了应对这种发作，参与者就必须学会如何从一种心理模式中（行动模式）解脱出来进入另一种模式（存在模式），这种模式允许人们采用多种方式来加工与抑郁有关的信息，这样就减少了引起发作的可能性。

这就是内观认知 / 正念疗法治疗抑郁的原理。

二、对抑郁者进行内观认知 / 正念操作的步骤

对抑郁者进行内观认知 / 正念操作的第一步是培养“接纳”的态度，即把自身当成“客房”，把“情绪”当成“旅客”，我们唯一需要做的是：不管是高兴还是悲伤，情绪来了就欢迎，情绪走了就欢送。

第二步是，让抑郁者学会觉察自己的心理是如何从一个主题很快转向另一个主题的游移。

第三步是，教会抑郁者专注身体部分和专注呼吸，学习注意到了心理游移之后，该如何让注意力回到单一的专注上来。

最后，让抑郁者自己学会觉察在心理游移过程中消极想法和情绪是怎样出现的。

三、内观认知疗法治疗抑郁症的临床总结

内观认知疗法（MBCT）是以正念训练为核心技术或者以正念训练为基础的心理治疗方法，已被广泛运用于慢性、严重性疾病患者的情绪调节，情绪障碍患者的治疗，以及普通人的压力缓解中，并获得大量实证研究支持。我们近年系统地研究了内观认知疗法治疗抑郁症的临床疗效，其中的一项研究结果如下。

（一）对象与方法

1. 研究对象

2012 年 7 月至 2013 年 12 月就诊于浙江省台州医院及台州市中心医院精神 / 心理卫生科的门诊患者。入选标准：

①年龄 18 ~ 65 岁；

②轻、中度抑郁症患者（HAMD 评分：18 分≤ X ＜ 35 分）；

③生命体征平稳，神志清楚，有一定表达能力；

④基线的 HAMD 与筛查时比较，减分率 <25%；

⑤签订知情同意书，同意参加本次研究。

同时符合上述五项者，方可入选。

排除标准：

①患有继发抑郁症的躯体疾病；

②生命体征不稳定者；

③严重失语、失认，无法沟通者；

④属于重度抑郁发作者；

⑤已知的酗酒或物质依赖者；

⑥试验期间同时使用其他治疗抑郁症的药物或疗法；

⑦有严重自杀倾向者（HAMD 量表第三项≥ 3 分者）；

⑧试验前 1 个月内曾进行抗抑郁治疗者；

⑨肝肾功能严重不全者；

⑩孕期、哺乳期妇女。

符合上述其中一项者，即予排除。

中止和撤出临床研究的标准：

①不能坚持治疗，要求退出者；

②出现严重不良反应的患者；

③研究过程中出现严重的其他并发疾病者；

④病情加重，必须采取紧急措施者。

病例选择采用连续病例，于研究启动开始，入选 81 例符合研究标准的患者；入选病例进行何种治疗按照随机、盲法的方法分配。A 组进行内观认知治疗，共 43 例，B 组进行氟西汀胶囊治疗，共 38 例；A 组脱落 13 例，实际完成研究 30 例，其中男 14 例，女 16 例；B 组脱落 8 例，实际完成研究 30 例，其中男 10 例，女 20 例。脱落病例未计入研究结果。分组治疗基线情况见表一。

表一　分组治疗基线情况

分组	男性（例）	女性（例）	年龄（岁）	HAMD 总分
A 组（内观认知治疗组）	14	16	28.47 ± 10.32	23.47 ± 4.15
B 组（药物治疗组）	10	20	33.17 ± 11.11	22.27 ± 3.57

2. 方法

（1）治疗方案

A 组实施内观认知治疗。治疗严格遵循心理治疗原则，会面安排在独立、安静、适宜的诊室中进行。内观认知疗法一共分为 8 周进行（具体安排见表二），患者每周与心理治疗师会面 1 次，会面后将治疗中所用的资料复印给患者，并布置一周的家庭作业，患者每天按要求完成家庭作业。B 组口服盐酸氟西汀胶囊（百忧解）治疗，剂量为 20 mg/d，观察 8 周。关于合并用药与治疗：整个试验期间允许合并使用原躯体疾病的药物，应尽量保持用药种类和剂量不变；整个研究期间不允许合并使用其他任何抗精神病药、抗抑郁药、心境稳定剂、镇静安眠药物；除心理支持外，整个研究期间禁用其他系统心理治疗方法。

表二　内观认知心理治疗的具体安排

治疗时间	日程安排
第一周	葡萄干练习（简短的冥想练习），内观身体。
第二周	内观身体，想法和感受练习，内观呼吸。
第三周	内观呼吸，3 分钟的呼吸空间，内观散步。
第四周	内观静坐冥想，3 分钟的呼吸空间，阅读主题书籍 – 活在当下。
第五周	内观静坐冥想，3 分钟的呼吸空间，观看相关影视作品。
第六周	内观静坐冥想，情绪、想法和观点选择练习。

续表

治疗时间	日程安排
第七周	内观静坐冥想，制定系列令人愉悦和能掌控的活动并计划安排。
第八周	内观身体，在总结性的思考中结束本次治疗。

（2）观察和评价

病情观察和评价由两名主治医师以上职称的专科医师共同独立进行。

观察和评价方法：观察和评价过程中运用盲法原则，即治疗人员、评分人员和统计人员在临床研究中均互相独立。观察和评价的指标与周期：疗效性指标：① HAMD 量表分，分数越高，症状越重；② HAMD 量表减分率，HAMD 减分率=（疗前评分—疗后评分）/ 疗前评分 ×100%，分别于试验开始时及试验开始后第 2、4、6、8 周进行量表评分；疗效标准：临床控制：减分率≥ 80%。

（3）统计分析

由专人负责所有数据的统计学处理。所有数据应用 SPSS13.0 统计软件包处理。

（二）结果

治疗 8 周末，A 组 HAMD 总分（7.20±2.605）分，临床控制率为 13.33%；B 组 HAMD 总分（7.77±1.870）分，临床控制率为 16.67%。经 t 检验，两组在各评估周期的 HAMD 评分比较没有显著性差异（见表三）；c^2 检验显示两组临床控制率无显著性差异（见表四）。

表三　两组治疗前后 HAMD 评分比较（$\bar{x}\pm s$）

组别	例数	进行治疗前	治疗 2 周	治疗 4 周	治疗 6 周	治疗 8 周
A 组	30	22.27±3.571	19.00±3.833	14.57±4.232	10.43±3.645	7.20±2.605
B 组	30	23.47±4.150	18.83±4.426	13.57±4.191	9.57±2.674	7.77±1.870

续表

组别	例数	进行治疗前	治疗 2 周	治疗 4 周	治疗 6 周	治疗 8 周
t		–1.200	0.156	9.20	1.05	–0.968
P		0.235	0.877	0.362	0.298	0.337

表四　两组治疗 8 周末临床控制率（%）的比较

组别	例数	临床控制率	x^2	p
A 组	30	13.33	–0.359	0.720
B 组	30	16.67		

（三）结论与讨论

WHO 指出，21 世纪人类面对的最大疾患是精神疾病，而抑郁症是其中的重点，并认为抑郁症大规模爆发的危险率为 15% ~ 20%。因此，抑郁症的有效防治工作已成为社会和医学界广为关注、迫在眉睫需要解决的热点问题。值得注意的是，传统抗抑郁药有许多副作用，部分病人很难坚持长期服用，比如孕妇，禁用或慎用这类药物；新的抗抑郁药的疗效亦不肯定，停药后复发率仍很高，经常需要进行长期维持治疗。而与此同时，东方禅学中的“正念禅修”，在西方的行为医学（Behavioral medicine）及临床心理干预中被广泛地运用起来。过去十多年间，以正念为基础的各种疗法，已被应用于治疗品行障碍、网络成瘾障碍、精神分裂症（康复期）等多种精神障碍，而且能够维护和促进大学生群体的心理健康水平，很可能是一种适合当代国人的心理保健法。

本研究结果提示，对于轻中度抑郁症患者，MBCT 可以取得和药物治疗基本一致的治疗效果，相对而言，免去了药物不良反应的可能，更加安全、可靠，而且个体可获得更多的成长。

抑郁的存在主义疗法

你不必做得很好。

你不必跪行在绵延千里的沙漠之中，不停地忏悔。

你只需让你柔软的身躯感受身边的一切。

告诉我你的绝望，

我也会告诉你我的绝望。

与此同时，世界运转不息。

与此同时，太阳和雨中的鹅卵石

都向着新的风景移动，越过草原和幽深的树林，

还有山峰和河流。

与此同时，那些野天鹅，高飞在清澈蔚蓝的天空，

又一次向着家的方向。

无论你是谁，有着怎样的孤独，

世界都向你展示着它自己，

呼唤你，就像野天鹅的声音，粗糙刺耳也令人振奋——

一遍又一遍，宣唱着你在万物中的位置。

这是诗歌《野天鹅》中的内容。如果能像诗歌中的野天鹅那样生活，那么，抑郁就不是问题了。

从存在主义心理治疗的角度看，抑郁症是典型的“存在性”痛苦，患者常抱怨活着没有意义，而渴求死亡。对有自杀念头的抑郁症患者来说，他的内心是极其孤独的——不能跟陌生人讲，不想让朋友担心，更不愿意吓坏家人……因此，他只能一个人苦苦思索这个可怕的问题。正如英国学者波顿在《抑郁症的解剖学》一书中所说：“如果人间有地狱的话，那么在抑郁症患者的心中就可以找到。”而自杀往往是患者所做的

最后一件“出人意料”的事情，是自由意志的一种体现，也是建立在自尊基础之上的行为。电影《时时刻刻》中的主人公维吉妮娅·伍尔夫的人生即是如此：

维吉妮娅·伍尔夫患有抑郁症，住在弗吉尼亚的乡间疗养，她的丈夫不允许她回到伦敦，怕激发她的抑郁症和自杀倾向。但她在无法忍受生命旅程中巨大的孤独和虚无感时说：“如果让我在死亡和里齐蒙德之间做选择的话，我选择死亡。”雷纳德看着她眼神里的坚定，哭了。因为他终于知道，这个世界上有些人，尽管你是那么爱他们，尽管你愿意为他们付出一切，然而你将注定无法把他们留住。

影片中另一个患有抑郁症的主人公理查的情况亦是如此：

理查明白，他活着就是为了报答他的“达洛威夫人”（克拉莉莎）。于是他问他的“达洛威夫人”：“如果我死了的话，你会不会感到愤怒？”

她当然是感到愤怒的。她觉得他们应该互相为对方而活。她把这叫作相依为命。有的人就是依靠与他人互为牢笼才能证明自身的存在。虽然她为自己的庸俗不堪的生活也感到愤怒，然而她却表现得相当地顺从。

然而理查却说：“达洛威夫人，你必须放我走，也放了你自己。”

最后他在她面前从窗口一跃而下，终于做了自己想做的事情，得到了解脱。

下面是我们临床遇到的“躁郁症”来访者，他一直纠结于“死亡”与“意义”的问题：

……

来访者：有一天，我在路上走着，突然看到一辆警车朝我的方向开来，我下意识地就去摸腰间的“武器”，幸好它很快从我身边开过，不然我就会把“武器”掏出来，我就完了。

医师：为什么摸“武器”？

来访者：我害怕他们是来抓我的。

医师：这不就是你一开始想要的吗？

来访者：是啊，我是想过坐牢或获死刑离开父亲，但也不能这样被抓。如果那些警察真的是来抓我的，我也要防卫，这样他们就有理由当场击毙我，那我就死得有意义了，不然死得也太没意义了……

下面这位来访者因为解决不了存在意义上的“自由”“意义”“孤独”等主题而出现抑郁。

来访者，男，25岁，系家中独子，自幼受父母溺爱，平时追求完美。因情绪差、心烦半年求诊。来访者大学毕业后考上公务员，目前在监狱系统工作。

来访者开始时对工作充满新鲜感，做起事来热情较高。半年前，由于岗位的调整，他经常处于狱中监控镜头之下，这让他很不舒服，有种被监视、“被关”的感觉，并且不能把手机带在身边。“这与犯人无异”，他说。除此之外，他逐渐对工作产生了厌倦感，整天闷闷不乐，烦躁，一下班就待在自己的房间里玩手机。他自觉脾气越来越大，但主要针对亲近的人，对外人是能控制的，比如，父母多唠叨几句就会发火。对自己越来越讨厌，因为身高只有1.6米，并因此责怪父母（他们的身高都比自己高），觉得人生毫无意义，看不到人生尽头，“实在想不出活着到底有什么意义”。

他在大城市读的大学，“许多同学毕业后都留在了大城市，而自己却一个人苟活在一个悠闲的县城，毫无活力，想辞职却缺乏勇气和能力”。因此，情绪上来时他就经常号啕大哭，无法控制，“所有的痛苦像海浪一样全部涌上来”。他在日记中引用托马斯·沃尔夫《天使，望故乡》中的内容来描述自己的状态：

“深不可测的寂寞和哀伤悄悄爬进心里，沿着一条森林小路的肃穆景色，他看到了自己的一生。他知道自己是一个悲哀的人，囚禁于小小的颅骨中，禁锢在不断跳动、最为私密的心里。他的生命必然永远会沿着孤独的小径走过。他了解人与人之间永远是陌生的，没有人能真正了解任何人。我们原本都被关在母亲幽暗的子宫里，到出生时也未曾见过她的脸，像陌生人一样被放在她的臂弯里。不论是谁的手臂紧紧抱住我们，不论是谁的嘴唇亲吻我们，不论是谁的心温暖我们，我们都被无法解决的生命牢笼捕获，永远无法逃脱。永远、永远、永远无法逃脱。”

他越来越做不了繁杂的事情，明明自己是有能力完成的，但心里非常抵触，许多时候都是勉强完成工作。他对平常感兴趣的事物，现在是兴趣索然，生活上丢三落四。有人介绍对象，他经常找各种理由拒绝，因为内心觉得自己个子太矮，害怕被嘲笑和拒绝。他的体重减轻了 3 公斤，对未来看不到任何希望。否认自杀行为。

曾在半年时间里，他每个月都会利用周末一个人去大城市转转，如果那里有同学在，就与他们聚聚，如果没有朋友，就一个人在那里玩上一天，有时可能一个人在旅馆中度过，然后回家。“反正人生的目标达不成了，还不如把人生当成一场旅游呢！”每当想到这，心情就会好起来，并且决定以后独身或“做丁克家庭”。

经过近一年的存在主义取向的心理治疗，该来访者找到了属于自己的生命意义，抑郁也就不存在了。

存在主义心理学家科克·施奈德归纳道，“抑郁是一种过于压缩的模式，是对‘专断、刺激、野心、杰出、可能性’的恐惧”。

需要注意的是，存在主义心理治疗并不是一种专门的技术，它主要通过对抑郁背后的死亡、孤独、自由与限制、无意义等“存在性”问题进行分析，使抑郁者能真诚、敬畏地面对生命的实相。

抑郁的精神分析疗法

来访者，女，37 岁，未婚，从事个体经营。因反复情绪低落、睡眠差求诊 10 年。

近 10 年，来访者为婚姻问题而烦恼。她承认周围有不少男性朋友，而且有几个对自己有好感，并发展过亲密关系。但每当开始谈论结婚时，她就会出现情绪低落、睡眠差，有时头痛欲裂，烦躁，头脑开始胡思乱想，如“就这样过一辈子了？”“还不是非常了解，万一以后不喜欢，咋办？”在分手之后一段时间，她的情绪就会恢复平静。有些时候，她会主动向周围的男性示好，接近他，吸引他的注意，但当对方开始喜欢上自己时，就主动退出。来访者曾被诊断为“复发性抑郁”或“双相抑郁”，但药物治疗无效。

来访者性格直爽，异性朋友不少，但许多因为“谈对象”而断交。

在家排行第一，有一弟一妹。小时候父母在外地做生意，学龄前主要与外公外婆生活，上小学之后住姑姑家，初中开始住校。父亲的性格有些懦弱、内向、顽固且不善交际；而母亲性格强势，会变通，家庭的经济收入主要靠母亲来赚取。父母关系较差，没感情，经常吵架。来访者曾经建议母亲离婚，母亲对此很不理解，并为此很伤心、发火，说：“你怎么能说出这样的话呢？为了你们，我要活着，并且不能离婚。”尽管父母俩对她都不错，但她内心深处并没有与他们建立亲密感。

在经过 1 年多的心理分析之后，发现来访者的潜意识里非常恐惧婚姻，害怕成为母亲那样的人；由于深深地“讨厌”像父亲那样的男人，所以不断“戏弄”和“惩罚”他们；不结婚很大部分是出于“报复”父母对自己小时候的忽视。

对于这样的来访者，不管她的抑郁有多严重，抗抑郁药的作用往往是有限的，即使有效也是暂时的，需要进行心理分析。

有关抑郁的心理分析治疗，国内外进行了大量的研究。在20世纪上半叶，弗洛伊德在他的著名论文《悲伤和抑郁》中阐述了他对抑郁症的解释：愤怒转向自我。这是一个充满了想象力的解释，弗洛伊德观察到，从表面上看抑郁症病人从不表现出愤怒，于是他怀疑在他们的内心世界，一定充满了愤怒。弗洛伊德对抑郁症的解释基于他对哀伤和抑郁差异的仔细观察，弗洛伊德认为，同样面临丧失（例如，亲人的丧失），正常人的反应是悲伤，而病人的反应却是抑郁。对一个悲伤者来说，世界变得空虚，但他的自尊并没有受到威胁，所以他能够从亲友的丧失中恢复过来。而对抑郁者来说，他却会对自己存在的价值感到怀疑，于是他开始自罪自责，指责自己是一个彻底的失败者，自己是一个没有用的人。这种自罪自责常常是与道德有关的，与现实不符的，并且公开向大家诉说的。对抑郁的病人来说，公开地自责自罪是其最典型的特点。这一临床上的特点来自对客体的矛盾情感，而弗洛伊德理论的关键点在于自我（ego）对客体的内射（或认同）。但是，为什么抑郁症病人对丧失的反应是把愤怒转向自我呢？弗洛伊德认为，这种自罪自责的根源，在于抑郁症病人的儿童经验。在这些人的童年时代，他们对某个人（比如他们的母亲）产生了强烈的热爱，但是却不被这个人所接受。

但是，这个人又通过“认同作用”，把那个他热爱的人包容进了他的自我（ego）之中。于是原先针对那个热爱对象的愤怒，全部转向了自我。举个例子来说，小张在他的童年时期，非常爱他的母亲，可是，他的母亲对他却非常地粗暴、冷漠。于是，小张产生了一种强烈的愤怒。但是，小张又通过认同作用，把他的母亲包容进了他的自我中，他母亲成了他的一部分。于是，原先针对他母亲的愤怒，全部转向了小张的自我。愤怒转向自我是一个关键的步骤。从此，小张就开始无休止地自罪自责，甚至不惜在别人面前公然贬低自己，通过各种方式惩罚自己。最后，像某些抑郁症病人那样，采取最极端的形式杀死自己来了结这段愤怒。

美国著名的心理学家布莱特发展了对抑郁的理解，他将抑郁分为依恋型和内射型。依恋型，即怕被抛弃、无助感、无力感、依赖别人以得到爱、保护和营养，与童年时爱和重要关系的缺失有关；另一个是内射型，即自我批评型（内射、对父母的认同），感到自卑、无价值、内疚、经常批评自己。

许多心理学家研究发现，“完美主义”是抑郁者的重要人格特征。他们强烈需要获得赞美，害怕消极评价，把对外部环境的控制作为完美的标准之一，当个体不能控制外部环境，就会产生抑郁。

有研究者观察到，完美主义者常常以为：“如果我过去表现得再完美一些，父母是会爱我的。”他们在成年以后还会努力追求达到某种完美，以得到奖赏，即父母的爱。布莱特从客体关系的角度分析了神经质完美主义的形成。他认为这种完美主义者有严重的自我批评倾向，这是因为他们的父母曾过分地批评、指责他们的行为，并阻止他们自信、有个性的行为。这种与父母客体关系的不断重复就形成了一种内化的自我批评，导致了抑郁。Burns 指出，完美主义者存在的两种心理歪曲：一是教条地认为消极事件将来还会重复出现；二是饱受“应该”原则的折磨：应该更好、应该不生气、应该与众不同等。Pacht 指出：“完美主义者为自己树立了高得不能实现的目标，于是不断地被现实与目标之间的差距所挫败。”Weisinger 和 Lobsenz 认为，完美主义者如果没能达到预期的完美，就会觉得失败了；如果达到了预期，也体会不到成功的快乐，因为只是做了应该做的事。他没有衡量努力和成功的客观标准，也没有体会成功的机会。

总之，抑郁症的精神分析治疗主要围绕着上述主题展开工作，通过自由联想、梦的解析、移情的处理等技术，探索抑郁背后的潜意识原因，解决根植于人格中的某些未竟之事，使意识中的“我”与潜意识中的“我”达到和解。

由于精神分析疗法的具体操作比较复杂，需要由专业的心理治疗师来操作，在此不作详细介绍。

其他可以促进抑郁康复的一些方法

一、艺术疗法

艺术疗法是指以艺术活动为中介的一种非语言性心理治疗，通过艺术让患者产生自由联想来稳定和调节情感，消除负性情绪，以达到治愈精神疾病，提高心理健康水平的治疗技术。

艺术治疗通常被细分为箱庭疗法、音乐疗法、心理剧、色彩疗法、诗歌疗法、舞蹈疗法等方法。本疗法具有独特的优点：

（1）患者自身在艺术活动中边参与、边观察。

（2）治疗过程中有转移、象征、解释、潜意识等行为融入。

（3）可以结合患者自身表现和诉说。

（4）治疗师以第三者出现，避免医患的直接接触。

（5）显著改善患者的苦闷。

（6）非语言性的作品有助于达到表达自我，解放被压抑的情绪、欲望。

（7）语言作为辅助手段，有利于缓解紧张。艺术疗法的缺点为急性期应用困难，无法强制性参与。

下面简单介绍一下诗歌疗法和音乐疗法。

（一）诗歌疗法

在最古老的精神疗法的文献中记载有让抑郁者听悲剧诗、躁狂者听喜剧诗的疗法。适合于患者情感和精神状态的诗可以起净化作用，给患者带来释放感和安定感，并修正情感反应。创作诗歌有利于释放情感，解决冲突；另外诗歌具有独特的韵律和音词，可以缓和紧张气氛，使患者和治疗师双方融洽；而且诗本身有多义性、比喻性、象征性，可使联想变得丰富，又可以使无意识的内容外显。

上文所举的《定风坡》《客房》《野天鹅》就是我们经常推荐给抑郁症患者细细体会的诗歌，下面这首《夏日》也是非常不错。

夏日

玛丽 · 奥列弗

谁创造了世界？

谁创造了天鹅、黑熊？

谁创造了蚱蜢？

这一只蚱蜢，我是说——

突然从草丛里一跃而出的这一只，

正吃着我手里的糖的这一只，

她正前后移动她的双颚，而不是上下移动——

她正左顾右盼，用她巨大而复杂的眼睛。

此刻，她抬起柔弱的前足，一丝不苟地洗着脸。

此刻，她呼啦啦一声展开双翅，飘然而去。

我的确不知道祈祷什么。

我确实知道怎样专心致志，

怎样降落到草丛里，怎样在草丛里长跪，

怎样悠闲而心怀感恩，怎样在田野里游荡，

而这正是我整日所做的。

告诉我，我还应该做什么？

难道万物不都是转瞬之间，终将消逝？

告诉我，你打算做什么

用你野性而精致的一生？

（二）音乐疗法

音乐能通过听觉直接作用于下丘脑和边缘系统等人脑主管情绪的中枢，产生调节内分泌和内脏功能的作用，改善人的情感活动，引导精神心理状态，调节情绪行为和情绪体验，缓解抑郁和焦虑。国内赵翠萍等发现，个性化音乐治疗在抑郁症患者的康复中具有明显的促进作用，并详细描述了音乐疗法的治疗步骤和注意事项，可供参考。

1. 音乐治疗的步骤

初期，使用忧郁、悲切、哀怨和充满矛盾情感的曲调，来激发患者的各种情绪体验和内心冲突，并加以引导完成对病态心理根源的探究和消极情绪的宣泄。中期，当消极情绪宣泄到一定程度时，人的内心深处积极的力量将会被唤醒，音乐治疗师开始使用平稳、舒缓、柔和、轻松、典雅的音乐，以稳定患者的情感，缓和心理冲突状态。后期，音乐治疗师逐渐用欢快、活泼、高亢、动感较强的音乐，以支持和强化被治疗者内心积极的心理情感力量，激活他们的良性想象力和联想活动，最终帮助患者摆脱内心冲突和抑郁焦虑情绪。

2. 注意事项

当患者有准备地倾听时才能增强音乐治疗的效果。因此要引导患者做3 ~ 5分钟的放松训练，介绍音乐的背景知识，使患者处于感受音乐的状态，摒弃其他杂念和干扰，集中注意力于音乐中，与音乐产生共鸣。治疗师所提供的音乐必须是患者能接受和喜欢听的。针对患者年龄、文化程度选择音乐：年轻人给予现代流行音乐，老年人给予传统经典音乐；文化程度高的可选用高雅音乐，文化程度低的可选用民间音乐、民歌、地方戏曲。可先让患者试听，以确定最合适的曲目。每次治疗完毕后与患者讨论音乐治疗的收获，分享内心感受，及时评价治疗效果，调整音乐治疗方案，确保获得理想效果。

二、光照疗法

自古以来人们就认为暴露于光环境中能够治疗疾病，100 多年前人造光被用于各种疾病的治疗，25 年前可见光被引入精神病学中应用。

一般认为，光疗最好以 10000 勒克斯（LUX）开始治疗，全谱灯和普通荧光灯均可（不推荐蓝光灯具），在早晨进行 30 分钟光疗是一个很好的起始剂量，光疗可能会在几周内起效。研究表明，睡眠过度病史、非典型自主神经症状占优势以及下午甜食摄入增加为光疗效果良好的预测指标。

光照疗法主要的应用指征为季节性情感障碍（seasonal affective disorder，SAD）的冬季抑郁发作。光照疗法没有绝对的禁忌证，但在下面情况下仍需谨慎：①可能会增加眼睛对光毒性的易感性；②有转躁狂相的倾向；③皮肤光过敏；④正在进行光过敏药物或中草药治疗（如补骨脂）。

患者对光疗普遍具有很好的耐受性，即使发生副作用也通常是短暂轻微的，并且能够通过降低暴露剂量得以控制。光疗常见的副作用包括易激惹、头痛、恶心、轻躁狂和眼疲劳。

三、营养及膳食疗法

情绪和食物有关。合理的饮食能够有效保持身体和精神的健康状态，对抑郁症的防治大有裨益。一方面，脑中的 5- 羟色胺、多巴胺等神经递质会受我们所吃的食物影响；另一方面，抑郁症的发生与维生素、矿物质、氨基酸等营养物质失调存在一定关系。此外，抑郁症患者由于进食差，机体生理代谢失调，容易造成营养不良。因此，通过合理饮食，就可能吃出营养、吃出健康、吃出好心情，从而促进抑郁症康复。

作者以为，如此把抑郁症的药物治疗与营养及膳食疗法进行比较，那么，抗抑郁药力强，适用于治标，营养及膳食疗法力缓，适用于康复。如果两者结合，可使抑郁的治疗效果更好。

下面简要介绍适合抑郁症患者的营养和膳食疗法。

1. 维生素和矿物质

维生素和矿物质是人体内进行新陈代谢最基本的营养物质，主要起催化作用，调节人体各种物质代谢，使其他营养物质能充分地被吸收利用。研究表明，B_1、B_6、B_{12}、叶酸、肌醇等B族维生素，钙、镁、硒、铬、铁、锌等矿物质，均与情绪有一定关系。

维生素B_1又叫硫胺素，能促进碳水化合物和脂肪的代谢，在能量代谢中起辅酶作用，可以说没有硫胺素就没有能量。据估计，近三分之一的抑郁症患者有轻或中度的维生素B_1缺乏。国外有研究发现，女大学生每天服用维生素B_1两个月后，进行心理测试，其头脑灵活、思维敏捷、心境稳定的得分是未服药前的两倍；而服用安慰剂的学生则没有变化。维生素B_1缺乏导致糖代谢失调，可引起情绪抑郁、焦虑、淡漠、易激惹、柯萨可夫综合征（以近事遗忘、虚构和定向障碍为特征）等。富含维生素B_1的食物有肉类、大米、玉米、豆制品、坚果、小麦麸等。

维生素B_6在维持正常的精神活动中起重要作用。抑郁症患者维生素B_6的水平低下。研究表明，抑郁症的女性比没有抑郁症的女性容易出现维生素B_6的缺乏，补充维生素B_6能减轻经前综合征引起的抑郁。富含维生素B_6的食物有坚果、香蕉、玉米、南瓜、鱼、肉类以及豆制品等。

维生素B_{12}为一种含钴复合物，主要参与体内核酸、胆碱、蛋氨酸的合成及脂肪与糖代谢，它不仅是人体重要的营养素，还是治疗巨幼细胞贫血的重要药物。研究发现，有30%的抑郁症住院患者缺乏维生素B_{12}，由维生素B_{12}缺乏引起的抑郁可发生在没有贫血的患者，注射维生素B_{12}有时能明显改善心境。抑郁症中有超过30%的患者存在叶酸不足，老年患者更为多见，高达35%以上。抑郁也是叶酸缺乏的常见症状。叶酸含量丰富的食物主要有柑橘类水果、西红柿、蔬菜（尤其菠菜）、粗粮和豆类等，而瘦猪肉、禽类、鱼类和奶制品等则含有丰富的维生素 B_{12}。

临床研究表明，抑郁症患者的肌醇偏低，大量补充肌醇能增加肌体的贮存量达 70%。在双盲试验中发现：抑郁症患者每天补充 12 克肌醇治疗四周，与服安慰剂的患者相比，症状明显改善，而且没有副反应。富含肌醇的食物为动物肝脏、啤酒酵母、牛脑和牛心、葡萄干、麦芽、花生等。

钙、镁、硒、铬、铁、锌、锰、钾等是肌体重要酶系的组成部分，调节肌体的蛋白质、碳水化合物、脂类等代谢，任何一种缺乏，都可导致抑郁。研究发现，高硒饮食（每天摄入 226.5mcg 的硒）比低硒饮食（每天摄入 62.6mcg 的硒）更能改善抑郁、焦虑等心境；每天补充 200mcg ~ 400mcg 的铬能使心境恶劣的人抑郁情绪明显改善。动物内脏及坚果等含有丰富的微量元素，抑郁症患者应适当摄入。

2. 氨基酸

一些氨基酸有类似于神经递质的特性，因此在治疗抑郁症方面起重要作用。与抑郁有关的氨基酸主要是色氨酸、苯丙氨酸、蛋氨酸、酪氨酸、半胱氨酸等。

其中苯丙氨酸、色氨酸是人体内的重要必需氨基酸，分别是去甲肾上腺素、五羟色胺的前体，它们都是调节心境的神经递质。苯丙氨酸能改善多数抑郁患者的心境，有研究发现服用低剂量的苯丙氨酸 75mg/d ~ 200mg/d 能缓解抑郁。抑郁症患者脑内五羟色胺的水平低下，补充色氨酸能增加五羟色胺和褪黑素的合成，色氨酸与维生素 B_6、烟酸合用时效果更明显。五羟色氨酸（5-HTP）比色氨酸在缓解抑郁方面更有效，因为它易通过血脑屏障，口服色氨酸仅有 3% 转化为五羟色胺；而口服 5-HTP 有 70% 转化为五羟色胺。5-HTP 还能增加内啡肽和其他神经递质，故可更好地发挥抗抑郁作用。富含色氨酸的食物有牛奶、牛肉、火鸡肉、鸡肉、鱼肉（尤其深海鱼）、扁豆、豌豆、小米、香菇、海蟹、黑芝麻、黄豆、南瓜子、葵花子、肉松、鸡蛋、香蕉等，抑郁症患者需注意适当补充这些食物。

3. 其他营养素

脂肪酸及碳水化合物的摄入亦与抑郁症密切相关。ω3 和 ω6 是两种最重要的必需脂肪酸，人类日常膳食一般能提供足够的 ω6，而 ω3 却不足。海产品消费与情绪障碍呈负相关的调查结果提示，在一般人群里，经常食用鱼类（每星期超过两次）和抑郁症患病风险下降以及不值得活下去的想法减少，两种现象之间有关联。荷兰在 2003 年的一项人口研究肯定了 60 岁以上的人经血液测试体内有较高的 ω3 脂肪酸水平者，较少出现抑郁。而 ω3 主要来源是藻类和浮游生物。鱼类和海鲜在它们的脂肪组织里积聚了这种脂肪酸。其中鲭鱼、沙丁鱼、鲱鱼等小型鱼类是 ω3 最可靠的来源，其他较好的 ω3 的鱼类来源有金枪鱼、黑线鳕和鲑鳟。植物也可能含有丰富的 ω3，例如亚麻籽、亚麻籽油、芥花籽（油菜籽）油、大麻油和英国胡桃。蔬菜中较好的 ω3 来源是马齿苋菜和菠菜。

此外，抑郁的患者应避免喝咖啡，研究发现大量饮用咖啡的精神病人更有可能患抑郁，然而是咖啡引起抑郁还是抑郁患者想通过喝咖啡来提高情绪尚不清楚，不过咖啡成瘾者往往存在抑郁症状。

（二）膳食疗法

膳食疗法在传统医学中称为食治，是利用食物来影响机体各方面的功能，使其获得健康或预防疾病的一种方法。我们常于抑郁症的康复期，选用药、食两用之食物，制作成能解除抑郁症的症状或抗抑郁药副反应的食品来配合治疗。

在卫计委公布的 87 种可供食用之药物中，甘草、百合、肉桂、黄精、黑胡椒、酸枣仁具有一定的抗抑郁功效。其他中药如巴戟天、淫羊藿、人参、远志、石菖蒲、杜仲、柴胡、白芍、槟榔、刺五加、黄芪、红景天、姜黄、知母、合欢花（皮）、缬草、绞股蓝、厚朴、补骨脂、香附等也具有一定的抗抑郁功效，可以在专业人员的指导下用于抑郁症的食疗。

下面介绍数则我们在抑郁症康复期常用的食疗方法。

1. 人参杜仲炖鸡肉

【原料】人参10g，杜仲30g，桂皮10g，黑胡椒5g，老母鸡半只，各种调料适量。

【制法】将食材与老母鸡一并放入汤锅内，加清水和葱、姜、精盐、料酒等，慢火炖1小时以上，以鸡肉熟烂为度。当菜或点心食用。

【应用】人参补元气，杜仲、桂皮补肾助阳，黑胡椒温中开胃，与营养丰富的鸡汤同食，可用于抑郁症的辅助治疗，尤其对疲乏无力、食欲下降、性欲减退等症状具有一定的改善作用。

2. 百合莲子大枣羹

【原料】百合30g，莲子30g，大枣30g，淀粉、冰糖适量。

【制法】百合、莲子、大枣洗净掰开，加入冰糖和水入锅煮熟，调入淀粉成羹。当点心食用。

【应用】百合、莲子善养心肺之阴而安神，大枣益气养血而安神，制成羹食用，对抑郁症的失眠、心烦等症状具有一定的改善作用。

3. 麦冬玉竹决明茶

【原料】麦冬30g，玉竹30g，决明子10g，蜂蜜适量。

【制法】将决明子在锅内炒黄后捣碎，麦冬、玉竹加水浓煎，冲泡杯中的决明子和蜂蜜，加盖静置10分钟后，频频饮用。

【应用】麦冬、玉竹善于养阴，决明子、蜂蜜润肠，制成茶饮用，对抑郁症及抗抑郁药所致的口干、便秘等症状具有一定的改善作用。

4. 麦芽山楂饮

【原料】炒麦芽10g，炒山楂15g，红糖适量。

【制法】取炒麦芽、炒山楂加水2碗煎煮30分钟取汁，加入红糖调味即可，饭前、饭后均可饮用。

【应用】炒麦芽甘平，归脾、胃经，善消面食，主治饮食积滞不消，食少纳呆腹胀，除此之外，麦芽入肝经，有调气的功效，可用于肝郁气滞或肝胃不和之证；山楂酸甘，微温，亦归脾、胃、肝经，可解肉食油腻，行积滞。二药合用，消食化滞、健脾开胃，既消食又开胃，又味酸甜美，对改善抑郁症患者的食欲、促进消化功能有效。

5. 小麦红枣粥

【原料】小麦 100g，粳米 100g，红枣 20 枚，桂圆肉 30g，白糖适量组成。

【制法】先将小麦淘洗干净浸胀，粳米、红枣洗净，桂圆肉切成细丁，同放入锅内，共煮成粥，粥成加入白糖。每日分 2 次食用。

【应用】小麦性味甘、凉，养心益肾，除烦热；红枣甘温，归脾、胃经，养血安神，补脾益气；粳米性味甘平，滋阴润肺，健脾和胃；桂圆肉甘温，归心、脾经，补心脾，益气血，安神。诸味合用，共奏养阴血、益心气、安心神的作用，适用于抑郁症患者心气不足、惊悸不安、烦热失眠、悲伤欲哭等症。

6. 参苓粥

【原料】人参 5g，茯苓 20g，生姜 3g，粳米 100g。

【制法】将人参、生姜切成薄片，茯苓捣碎，浸泡半小时后煎煮 45 分钟，取汁后加入粳米同煮成粥，分 2 次食用。

【应用】人参大补元气，固脱生津，安神益智；茯苓健脾利湿、和胃、宁心安神；粳米性味甘、平，入脾、胃、肺经，有健脾益气、和胃除烦、止泻止痢的功效，粳米煮粥增强补脾胃、益肠胃、宁心安神之功。诸味合用，共奏健脾养心、益气补血的功效，适用于抑郁症患者心脾两虚导致的心悸、失眠、少寐健忘、纳呆消瘦、便溏等症。

7. 当归生姜羊肉汤

【原料】羊肉 300g，生姜 20g，当归 20g，胡椒 5g，桂皮 10g，食盐、花椒粉适量。

【制法】先将羊肉洗净切成块煮熟，当归、桂皮洗净用纱布包好，放入砂锅中，再放入羊肉、生姜、胡椒，文火炖 2 小时后，取出纱布包，加入花椒粉、食盐调味即可食用。

【应用】本方温阳散寒，养血补虚，通经止痛，即取张仲景《金匮要略》“当归生姜羊肉汤”之意。当归甘辛微苦温，入肝、心、脾经，具有补血活血、调经止痛、润肠通便之功；生姜辛温，为温中散寒、健脾胃之要药；羊肉补中益气，补肾壮阳，性甘、大热，历来为补阳佳品；桂皮、胡椒味辛性热，温补心肝脾肾之阳。五者配伍，共奏健脾温中、补肾壮阳、养血通经的功效。不仅适合肝脾肾阳虚者，还是年老体弱、病后体弱、产后气血不足者之滋补佳品。我们常用其辅助治疗抑郁症者的性欲或性功能低下，或月经不调者。

8. 枸杞芝麻玉竹粥

【原料】枸杞 30g，玉竹 30g，黑芝麻 50g，糯米 100g，冰糖适量。

【制法】先将黑芝麻炒香备用，玉竹、枸杞用纱布包扎，水煎 1 小时后去药包，加入糯米煮粥，黑芝麻研成细末，放在一起煎煮，加入冰糖，待粥稠后即可食用。

【应用】枸杞性味甘平，归肝、肾经，平补肝肾，益精明目，无论肝肾阴虚或肝肾阳虚均可治疗；玉竹性味甘平柔润，归肺、胃经，能滋阴润燥，生津养胃，善治阴虚燥热之证，虽药力缓和，但不滋腻敛邪，适于长期服用；黑芝麻性味甘平，归肝肾经，补肝益肾，滋润五脏。上药合食，对肝肾不足，病后体弱，以及中老年人肝肾不足、大便燥结、须发早白者，尤为适宜，适合长期服用。我们常用其治疗由抗抑郁药和抗精神病药所致的便秘、眼睛干涩、月经量减少等症。

第五章
抑郁的临床治疗案例选析

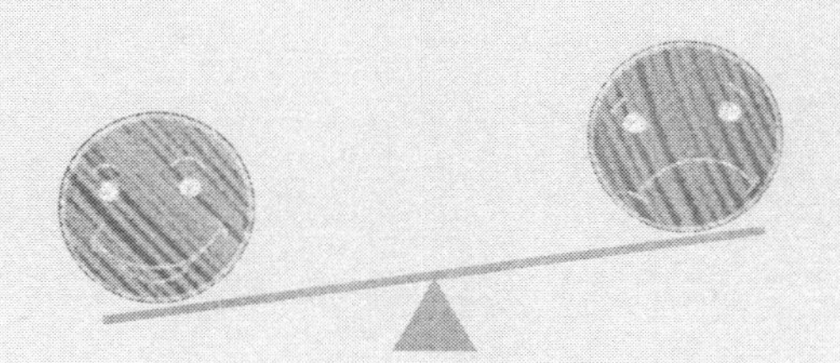

那些患有轻微或较轻微抑郁症的人，尤其是那些曾经患抑郁症但后来康复了的人，往往倾向于对生活抱着更现实的态度、对智力和文化的多样性怀着更多的宽容之心；相对于那些幸福的人来说，他们表现出更卓越的心灵成长能力。

——《做自己的旁观者：用禅的智慧疗愈生命》

前面几章详细地介绍了抑郁的治疗是一个综合、系统的过程，本章将以五个抑郁的治疗案例为蓝本，进一步强调探索抑郁背后的深层次原因，以及把抑郁问题还原为生活问题和人生问题在疗愈抑郁中的重要性。

抑郁症的认知行为治疗案例

一、临床特点和治疗经过

来访者，女，30岁，农民，初中文化。

主诉：情绪低落、心烦、睡眠差9个月，加重半个月。

9个月前剖宫产，术后出现“低颅压”，住院7天。回家后公公因心脏病住院，婆婆在医院照顾公公，遂让其母亲来照顾她。母亲给孩子喂奶时孩子呛着，导致脑室内出血，被送至儿科住院。她月子里无人照顾，还要去医院照顾孩子。再加上和老公是二婚，老公与前妻有两个儿子，特别调皮，整天在家里吵吵闹闹，自己休息不好，作为后妈对两个孩子打不得骂不得。同时婆婆又总是说别人家的媳妇生了孩子之后都能干活，而自己家儿子娶了个病秧子回家，不干活还花钱。而且老公也不理解自己，不会为自己说点好话，还总是说“你爸妈不也是这样吗”，自己心里委屈没人诉说，为此闷闷不乐、心烦，同时还有入睡困难、易醒、多梦，担心睡着后小孩会醒或者婆婆又说自己的不是。当时因家里忙着捡棉花和枣子，一直未曾去医院治疗，仅在小门诊给予谷维素等药物治疗，直到12月份农忙过后才去当地某医院就诊，诊断为“抑郁症”，给予草酸艾司西酞普兰、米氮平、阿普唑仑、氯硝西泮等药物治疗，睡眠较前略有改善，每晚可睡5～6小时。但婆婆仍常常在外人面前说自己的不是，颠倒是非，说给儿媳妇带小孩都会少活几年。老公一个人干地里的活，压力大，时不时会对自己发脾气。为此，心情不好，觉得自己很倒霉，不该嫁给这样的家庭，一想到自己要这么过一辈子就难以接受，什么事情都不想做，有时候还有消极的念头，觉得活着真没意思，夜间睡眠又逐渐变差，近半月来睡前口服氯硝西泮1.5片，平均每晚只能睡2～3小时，早醒。常有头痛、腹痛、乏力症状。病程中无情绪高涨与低落交替出现，无冲动、伤人、毁物行为。

平时性格内向，上有一姐下有一弟，普通农民家庭，因家境不宽裕，初中毕业就没有再上学。

精神检查：对答配合，心境低落，对自己的评价差，对未来不抱希望，兴趣下降，后悔与丈夫结婚，反复思考婆婆、丈夫的言行，很难接受，常常因想到自己的一辈子就要这样过而痛苦难忍，有时产生“活着真没意思”的消极念头，未引出精神病性症状，意志活动下降，自知力存。

查体和躯体辅助检查未见明显异常，心理评估结果如下：90项症状清单（SCL-90）总分为210分，其中人际关系敏感、抑郁和其他项目3个量表分为中度；明尼苏达多相人格测验（MMPI）为23/32模式，提示性格倾向为敏感多虑、容易悲伤，伴有躯体不适。

诊断：抑郁症

病例分析及治疗经过：

来访者抑郁情绪明显，伴有躯体症状，已排除器质性病因。抑郁症患者往往存在认知三联征：对自己的消极观念，对现实世界的消极观念以及对将来的消极观念，他们对目前事件的解释和对将来事件的预言往往是夸大和歪曲的。本案来访者问题的诱因是产后及产后家庭成员的冲突，而个体对这些冲突的认知和应对模式使症状得以延续和加重，采用认知行为疗法，前 5 次每周一次，后 3 次每两周一次，共 10 周。

第一次治疗

1. 建立良好的治疗关系，对来访者的不良情绪表达理解和支持。向来访者介绍她的临床初步诊断，在理解的基础上，将她的困难正常化，以给她希望。

2. 介绍认知行为疗法的基本原理和程序，共同制定治疗目标。近期目标：改善睡眠，减少躯体不适，恢复体力，能够照顾小孩；长远目标：改善情绪，改善家庭关系。

3. 睡眠认知行为治疗，介绍睡眠的生理规律，鼓励其接纳失眠，改变睡眠行为，包括睡眠限制和刺激控制。

4. 讨论可能采取的一些行动，如每天抱宝宝出去晒太阳或户外活动，观察宝宝的生长变化，增加躯体活动等。

5. 告知丈夫情况，建议其了解和理解妻子的情况，思考自己言行中存在的问题，并作出一些调整。

6. 布置家庭作业：

（1）记录睡眠行为日记。

（2）每天阅读以下清单来提醒自己：如果我觉得情况太糟糕了，我得提醒自己这是因为我生病了，这种病叫作抑郁症，它会使我不开心和做事困难，使我感到绝望，但是当治疗起效，情况就会好转；当我注意到我情绪变坏时，我要问自己“我的脑子里现在有什么想法”，记录下这些想法，并提醒自己这只是因为我想到一些东西，并不一定意味着那是真的。

第二次治疗

1. 了解上一周的情况：来访者表述上一周情况稍有好转，卧床时间减少，每天带孩子出去玩，心不再那么急躁了，人还是比较累，跟婆婆之间仍然相处不好，她对我一点也不亲，我带孩子她也很少来帮忙抱抱，常常一副不高兴的面孔。丈夫也还是对我不太关心，讲话语气也不好。两个大儿子太吵闹了，我想休息的时候他们吵得我心烦，恨不得大骂他们一顿。

2. 检查和讨论家庭作业。来访者治疗的参与性比较高，记下了如下日记：

上次去看病，治疗师跟我说了这是一种病，可以治疗，这让我放松了一点。治疗师跟我介绍了认知疗法，让我明白同一件事情有不同的结果，主要是跟一个人的想法有关，什么事都换个角度看就会发现结果也会不一样。有时候我会想让自己别去管那些烦心事，可很多时候控制不住，想起来整个人就蔫了，眼泪就忍不住出来了。在睡眠上，我按照治疗师的建议，有睡意了再去床上，不在床上看电视和看手机了，白天尽量不卧床，虽然睡眠时间还是跟以前差不多，但是心里不那么急了，睡不着的时候就安静地躺着或者起来活动一下。

关于想法是如何引起情绪的记录情况见表一。

表一　想法如何引起情绪

情绪：我感到……	想法：因为我想到……
绝望、懊悔	我这辈子都不会幸福了
伤心、生气	丈夫对我发脾气、不心疼我
生气	婆婆骂我
担心	我照顾不好孩子
生气、害怕	月子没坐好，身体垮了
烦躁	大孩子吵闹
自责、担忧	我的孩子会不会有后遗症

3. 向来访者介绍当我们愤怒或难过的时候，常常是把我们的想法当作事实了，但是我们的想法有时候有偏差，不一定是事实。所以我们要学会区别想法、情绪和事实，寻找自己想法的正反面证据，与原来的想法进行辩论，从而得出新的理性想法，获得不一样的体验。

4. 进行渐进性放松练习，帮助来访者学会放松肌肉。

5. 布置家庭作业：

（1）继续行为激活：更多地做自己的事情，增加与周围人的相处，每天练习放松 2 次，每次 20 分钟左右；

（2）在生活中按照 ABCDE 理论记录。

第三次治疗

1. 了解上一周的情况：自诉比上次好一点，去做的事情更多一些了，想得也更少一些，睡眠好多了，发现自己不是老想着让自己多睡点，反而是自己就睡多起来了，白天精神也更好一些。

2. 日记：

没来医院前我的脚后跟已经出现疼痛，因为月子没坐好，再加上失眠，走路时两个膝盖感觉支撑不住，治疗师建议我要坚持活动身体，于是我就要求自己在家里走路，脚痛我就用前脚掌着地，这样会好些，开始那几天真的很难熬，但硬是坚持下来了，后来几天就稍微轻松一点了，有时候，虽然累，但走了之后心情会不错。我每天练习放松 2 次，有点难以集中注意力，脑子很容易走神，我就按照治疗师说的，把注意力拉回到呼吸和肌肉上，从一开始的有点坐不住，到后来感到练习之后，有种稍微放松一些的感觉，我对此还是有信心的。想起要做的事情就会烦，觉得很麻烦也很累，心里挣扎了好久，终于有一天把自己和宝宝的衣服拿去洗了，虽然有点累，但是也没有想象中那么难。

ABCDE 自助表记录的情况见表二：

表二　ABCDE 自助表

A 诱发事件	B 信念 / 想法	C 结果（情绪 / 行为）	D 辩论	E 新的反应
丈夫对我发火	家里他儿子是宝贝，他又什么事不管对错都护着他妈，我算什么，一点都不心疼我，吃饭的人又不是我一个，凭什么有压力、心烦都朝我发火，我走了，他就没有压力了吗？他还不是要养活他儿子和他妈，我走了，我找份工作，一个人吃饱全家不饿，也没人吵我、找我麻烦了。	伤心难过，跟他争吵，想要离开这个家，懒得做事。	他家庭担子重、压力大，但是孩子小不懂事，他不能对孩子发火，他妈从小到大一把屎一把尿把他养大，他也不能朝他妈发火，我和他是夫妻，他只能朝我发火，他不是针对我。既然已经融入了这个家庭，就应该体谅他的不容易。他有时候也挺关心我的，这次看病他就很耐心地陪我到医院。	不要把他冲我发火太放在心上，他发他的火，我该干吗就去干吗，不去计较，他发泄完了就好了。
婆婆总是没事找事，不讲理，见人就说帮我带孩子她少活几年，还说儿子找了个病秧子，不干活还花钱。	我单纯没心眼，对她一家都很好，给她买衣服、鞋子，她不念我的好，还到处乱说，扭曲事实，我都是不吭气，忍让她，她这样对我太不公平，太让我伤心和心寒了，太委屈。	伤心、生气、不理她。	她没上过学，大字不识一个，口无遮拦，这是正常的。她是几十年代的老思想，不能和我们现在的思想比。因为几个月的小孩太难带，况且她年龄也大了，她埋怨也是正常的，孩子是我的，应该我带。	我们改变不了她，就改变自己，不和她计较，我付出了很多，也不一定要得到他人的肯定和回报。我只是好好做自己的事，尽量自己带孩子。
头痛、肚子痛、膝盖痛。	月子没坐好，我的身体状况很差。	不开心、烦躁，想整天躺床上休息。	身体确实有不舒服，但是身体检查已经做过了，没什么大问题，可能身体稍微有点虚弱，不要看得太严重，慢慢地会好起来。	不那么陷入绝望了，开始带着这些不舒服去锻炼身体。

续表

A 诱发事件	B 信念 / 想法	C 结果（情绪 / 行为）	D 辩论	E 新的反应
两个大儿子太吵闹。	真不该嫁给这样的家庭，吃力不讨好，什么都不好。	绝望，不想这样过一辈子。	这个年龄的孩子本来就是活泼调皮的，大人好好教育就会越来越好，嫁给丈夫是因为觉得他实诚，只是现在家里事情太多、太乱了。	不那么烦躁。

3. 治疗师对来访者能够认真地完成家庭作业以及注重行为改变表示肯定，与其分析导致改变的因素，来访者表示，自己会对治疗更加有信心，在懒得做或者不敢做的时候告诉自己没有想象中的那么难，做了之后就感到开心。

4. 布置家庭作业：给来访者一张认知歪曲列表，让其学习，并在生活中分析自己存在的认知歪曲。

第四次治疗

1. 了解上周情况：现在遇到事情，我会试着用之前改变的观念去思考，我的感受也会不一样一些，没那么难受，我会更容易静心去做自己的事情。

2. 检查家庭作业，来访者对照认知歪曲列表，列出了自己存在的各种认知歪曲如下。

（1）选择性负性关注：几乎只关注不好的信息而很少关注正面的信息，如看到婆婆、丈夫、孩子的都是不好的，令人讨厌的行为，而对他们好的行为感受性不强，婆婆有时候也会特地给我做点好吃的，丈夫有时候还是在关心我的。

（2）后悔倾向：看到现在这种情况，我总是会想当初明明已经知道他已经有两个孩子，家境也不怎么好，为什么还要嫁给他，现在离婚的话又觉得已经有孩子了，不能离婚，就这样很痛苦。

（3）预测未来：别人都很幸福，而我却是苦不堪言，我觉得未来没有希望，生活没有意思。

（4）贴标签：我把婆婆贴上了“极其讨厌的人”、给丈夫贴上了“不贴心的暴躁的男人”、给自己贴上了“不受欢迎的人”的标签。

（5）两极化思维：我要么离开这个家，要么继续忍气吞声。

3. 检验和挑战认知歪曲：通过分析来访者对信念的相信程度和情绪的强度、对标签的定义以及正反面证据、进行坚持这一信念的成本 – 效益分析等方法，对来访者的歪曲认知逐条分析，以矫正其消极信念。

4. 布置家庭作业：阅读两首诗歌，一首是《客房》，一首是《野天鹅》；监控大脑出现的自动负性思维，特别是在情绪变化时询问自己脑子里在想什么，这些想法可能是真的，也可能不是真的，要学会区分，并思考如果这些想法是真的，该如何去解决；继续放松练习、锻炼身体和劳动；填写自我表扬清单。

第五次治疗

1. 了解上周情况：丈夫反映：“情况好多了，不会总是生闷气、流眼泪了，也比较少跟我讲我妈不好了，每天好像挺忙碌地做着她自己的事情，小孩基本是她带，有时还看看书、写东西。”本人反映情况确实好多了，没有了失眠的苦恼，尽管孩子晚上要醒来喂奶，比较辛苦，还不时会有身体上的一些不舒服，如手腕酸痛、膝盖疼痛，但是自己对这些症状不那么苦恼了，告诉自己这是产后的一些症状，慢慢地会好转的；丈夫很少骂我了，有时候还会表现出体贴，这让我很高兴；婆婆说话还是生硬，我是希望她能多帮我带小孩，但是她的一些方法又不好，我想跟她沟通一下，她就生气说我麻烦，说她做不到，我也只能放在心里难过，不过跟以前比我现在的反应小多了，难过的时候我会试着去寻找我的想法，试着去改变它。

2. 阅读诗歌体会：看了两首小诗，觉得很好，当我因为心情不好而难过时，我就想象自己是一间客房，接待各种客人，如沮丧、愤怒，这样我就会好一些，读了野天鹅那首诗，我就觉得自己也一样，别人也一样都有缺陷，不能苛求。

3. 自我表扬清单：上周每天坚持走路40分钟，劳动增加，自己的衣服自己洗，有时还洗宝宝的衣服，整理房间，带宝宝的时候更加专心，碰到难过的事情不会一下子感觉崩溃。

4. 与来访者探讨当自动想法是真的，如何去应对。来访者的丈夫说，他妈妈确实比较难沟通，又很节约。她觉得儿媳妇生了孩子之后就应该自己能带孩子并做一些家务，平时他也是让着他妈妈，前段时间家里事情多，妻子和妈妈也还没太适应对方，所以一下子都乱了。当时他自己也是没有理解妻子的苦处，还向她发脾气，确实也不应该。听到这里来访者不由自主地哭起来，她说其实她最需要的是丈夫的理解，有了孩子，各种矛盾就多起来，夫妻之间不能好好地沟通，只有吵架和生气。此时双方都意识到了彼此要相互多交流、多理解，对于婆婆的言行，要在她的个性基础上去理解，少去碰她的那些触发点，真的不好的方面也先接受下来，只管自己先做好自己该做的。

5. 进行正念呼吸练习。

6. 布置家庭作业：每天正念呼吸练习，阅读《与自己和解：用禅的智慧治疗神经症》一书中的故事和语录。

第六次治疗

1. 了解过去两周情况：每天练习正念呼吸，一开始总是分心，还觉得坐不住，后来能够坚持下来，分心也减少了，每天阅读书本中的故事2

个，觉得故事说得挺对的，生活中为什么要去强求呢？其他方面都按照之前治疗的方法继续做得还不错，虽然想得开了，但是总觉得内心还是对婆婆的做法耿耿于怀，心中仍有一股怨气没处散。

2. 告知来访者症状可能与内心潜在的假设或规则有关，引导其去探索，讨论后总结出以下 2 条：

（1）婆家对待自己的方式意味着婚姻的失败，预测人生的不幸福。

（2）月子没坐好会落下病根子。治疗师引导来访者用之前学会的方法，与这两个信念进行辩论，并与其探讨曾经的负性预测是如何结局的，纠正这两个假设。

3. 布置家庭作业：继续正念呼吸练习，阅读《与自己和解：用禅的智慧治疗神经症》的理论部分，以帮助自己更加了解自己和纠正不合理信念。

第七次治疗

1. 了解过去两周情况：自觉情况已经差不多解决了，家庭作业都在好好做，正念呼吸已经比较顺利，做了之后有种放松的感觉，主动和婆婆聊天、逗孩子，有一天，突然把对婆婆的想法心平气和地告诉了她，本来是准备挨骂的，但是没想到婆婆没有骂，只是沉默了，走开了，后来婆婆对我还算过得去，不会动不动就说我，孩子快要满周岁了，身体状况也还可以，我就想情况会越来越好的。

2. 与来访者探讨两极化解决问题方式的弊端，其实很多事情不是非此即彼，比如在婚姻问题上，不一定只有离婚和忍气吞声两个选项，还可以接纳家庭中存在的缺陷，把自身聚焦于积极的事情上，那么慢慢地自己也会更加自信，家庭矛盾也会慢慢地缓解；在自身健康问题上，不一定是要么完全健康、要么就是病人，不要追求没有任何症状，有了症状后，不要一直围绕症状、想要把它消除之后才能正常生活，而是可以带着症状去做事，从事一些促进健康的行为，如锻炼身体、放松心情。

3. 布置家庭作业：告知即将结束治疗，让其总结7次治疗以及8周以来自己的感想、收获和改变。

第八次治疗

1. 了解过去两周情况：丈夫反映："比发病前要更健康了，现在遇到什么事情比我更加能处理好了。"本人诉目前身体总体情况还算比较好，一些小症状也是难免的，心情好了很多，每天生活还挺充实的。

2. 来访者本人总结：

经过这段时间的治疗，我改变不少，首先是行动多起来了，原来的我被症状困住，什么都不想做、什么都做不了，后来我带着症状去行动了，发现行动减轻了我的症状，也使我更加自信了。我学到了区分自己的心情和感受、想法和事实，以前我把想法当事实，把感受和想法当人生，总感觉自己是这个世上最倒霉、最不幸的那个人，所以就闷闷不乐，对人生也绝望了，现在我不那么绝对地去看待生活里遇到的事情了，对于生活中不好的方面会学着去接受，而不去过度关注和执着追求，尽力去做自己该做和能做的事情。我处理事情不那么极端了，会想着给别人退路，也给自己更多的选择。

3. 心理评估：SCL-90各因子分均在正常值范围，MMPI仅抑郁分量表稍偏高，应付方式以积极方式为主。

4. 对来访者的做法和进步给予肯定，鼓励其把治疗方法运用到生活中，做自己的治疗师。讨论复发的预防和应对，告知复发的可能性，使其在状况波动时不会失去信心。探讨可能遇到的问题以及应对方法。

5. 结束治疗，建议继续精读《与自己和解：用禅的智慧治疗神经症》《唤醒自愈力：用禅的智慧疗愈身心》。

二、小结

该案例中来访者配合较好，且有较好的领悟能力。在建立信任的治疗关系基础上，运用认知行为疗法，结合放松和正念技术，通过帮助来访者引出自动负性思维、区分想法和情绪、评价和挑战不合理想法、识别潜在的假设、激活行动、完成家庭作业等方式，达到了改变不合理认知和行为模式的目标，从而改善了来访者的症状，并促进其成长。

注：案例中正念呼吸练习的操作请参考下文《抑郁症的整合治疗案例》。

抑郁症的精神分析治疗案例

1. 病例介绍

患者，女，39岁，已婚，本科毕业，在某大学执教。以“情绪低落，脑子反应慢1月余”为主诉来医院就诊。平素身体健康。个性特征：脾气温和，心细，有耐心，理性，上进心强。精神检查：意识清晰，接触交谈良好，情绪低落，兴趣下降，对任何事情都没有兴趣，对周围人缺乏热情，感觉与人疏远，睡眠多，醒后仍没有精神，感觉脑子反应慢，记忆力差，情绪低落无节律性变化，体重正常，饮食正常，大、小便正常。心理测试：SCL-90：抑郁、焦虑因子异常；HAMD：27分。

2. 治疗经过

心理治疗期间不用任何药物。

在第一次面谈中，和患者讨论她来做治疗的原因，了解患者的病情，与患者讨论治疗的目标，治疗时间，治疗设置和收费。每周2次，每次30分钟，共治疗8次。

医生按照精神分析治疗方法，让患者躺在椅子上做自由联想。

第二次、第三次治疗

患者回想起小时候外婆送给家里3只小鹅，她十分喜欢，她给小鹅喂水、喂食。不久，外婆患病去世，她和母亲到外婆家办丧事，她看到母亲非常伤心，心里十分难过，陪着母亲一起掉眼泪。又回想起弟弟的出生，弟弟小她 4 岁．可惜弟弟出生后第 7 天即患破伤风，送到医院没有治好，夭折。她母亲为此十分悲痛，患者也常陪妈妈一起哭泣。回想起小的时候，她家的房顶一直是漏的，天晴的时候，她睡在床上就可以看到天上的星星，下雨的时候，房顶没有好的地方，到处漏水，母亲只能用盆盆罐罐接水，等待天亮，等待天晴。雨停之后，母亲要把屋内的雨水弄到院子里，即便这样，天晴后外面的地干了，屋内仍然非常潮湿。一个夏天的雨夜，患者和二哥生病出麻疹，由于房子漏雨没法住，只好到邻居家里坐了一夜，第 2 天天晴了，母亲背着我，大哥背着二哥到城里去看病。看了一个老中医，病挺快就好了（患者在联想过程中情绪激动，哭泣）。

第四次治疗

患者回想起她在七八岁时十分顽皮，像个男孩子，常常到外边打架，不管男孩儿、女孩儿，她都敢和他们打，常常带着伤回家。一次，夏天下过大雨后，患者到外面去玩水，邻居家的男孩儿也在那里玩耍。不知什么原因，她和那个男孩儿骂起架来。碰巧，被她的父亲看到了，而父亲的到来她一点也没有察觉，她父亲在她头上重重地打了两巴掌。她挨了父亲的打，回家之后便告诉了母亲，母亲非常疼爱患者，见患者委屈，就唠叨她父亲，她父亲十分气愤，不由分说地拿起鞋子就打她母亲。她上前拉父亲，不让父亲打母亲，但没有用。患者感到没有力量，无法阻止父亲打母亲。她想上前打她的父亲，但没有去做。看见母亲被父亲打，她感到非常内疚，她感到非常心痛。她说她当时恨父亲，更恨她自己。因为自己不懂事和别人骂架，才使父亲打了母亲。后来，邻居前来劝阻，她父亲才住手。之后，她母亲和她父亲一个多月没有说话，家里气氛十分紧张。从此以后，患者对打架失去了兴趣，再也没有出去和别人打架。她变了，她成了母亲的乖女儿，她帮助母亲烧火做饭，放学后，她和妹妹一起下地里拾柴禾。一次，她的一只脚被小妹妹用刀无意砍伤，无法步行上学，母亲天天背着她上学，放学后母亲再把她从学校背回来。另一次，她烧开了水，在把开水灌到暖瓶里时，她不小心把暖水瓶弄翻了，开水倒在了她的双腿上。当时，天在下雨，她立即跑到院子里用雨水淋被烫伤的腿，腿上很快起了许多水泡，后来治疗半个多月，她的烫伤才好。她回想起母亲在她小时候常给她唱儿歌，教她数数，送她早早地到学校读书。当母亲不高兴的时候，母亲会抱怨、打骂她和妹妹。记得母亲曾对她说："要不是你和你妹妹，我就是出去要饭，也不在家里待。"她知道母亲在生气，同时也隐约感到她拖累了母亲，她好像在母亲心中不重要，担心母亲真的会放下她们自己走了。她觉得母亲在这个家里很受气，受她父亲的气，受她爷爷、奶奶的气，母亲曾想离开这个家，但为了孩子，她的母亲没有离开这个家，把所有的希望都寄托在孩子身上（患者情绪非常激动，不时泪流满面）。

第五次治疗

患者回想到在学校学习的情况。在小学时候，学校开的课程不多，有时上课，有时老师带着下地拾麦穗、摘棉花或割草。在上中学时，她家的条件有好转，烧煤做饭，不用再拾柴禾来烧火做饭，她的精力主要用在学习上。每天早上，母亲喊她起床上学，放学回家，母亲已做好饭。在学校，她很受老师的宠爱，她认为自己不是最用功的学生，但她的学习成绩一直比较好，是同学们学习的榜样。初中毕业后，她考入了县里唯一的重点高中。高中的学习条件比较艰苦，她对家没有太多的留恋，很少回家，2 周或 4 周回家 1 次，她的两个哥哥、父亲常常到学校看她。她高中毕业时，刚赶上教育体制改革，高中两年制改为三年制，高考前有一次预选，预选上才有资格参加高考。在预选前的一个月，她生病了，莫名其妙地发烧，在校医院看病，不知打了多少针，不知吃了多少药，病也不好。上课整天昏昏沉沉，没有精神，预选考试考得一团糟。预选过后在家休息时，生物老师步行了近10里路专程到她家看她，虽然她这次没有考好，生物老师向母亲讲患者在学校各个方面的优点，当时患者听了老师夸奖她的话，心里非常感动。

第六次治疗

患者来时还带来一束鲜花，脸上看起来有光彩，有精神。患者回想到她高考没有被预选上之后，为了能让她有机会去学校复读，父亲带她到学校找班主任、教导处主任、学校校长，父亲一直强调她没有考好是因为生病。父亲说她读书用心，平常学习成绩好，希望学校让她回学校复读。她被同意回学校复读，她能回学校复读是一个例外，因为回学校复读的学生是高考没有考上，而考试的成绩相对较好的学生。为这件事，她心里一直很感激父亲，是父亲让她获得继续上学的机会。高中复读期间，学习比较顺利。高中毕业后，考入了河南师范大学。在大学期间，学习较好，和同学相处得好。周末，常常找高中时的同学玩耍。在大学期间，她的两个哥哥先后成家。大三时，她的爷爷去世，家里人为了不影响她学习没有告诉她。放寒假时她回家，初一那天，她和父亲、哥哥一起到爷爷坟前烧纸，她没有感到悲伤，给爷爷烧纸是一种礼节。之后，父亲患腹股沟斜疝住院做手术，家里人也没有告诉她。放暑假时，她回家后知道父亲做了手术，当时父亲去了亲戚家，她立即到亲戚家看父亲，见父亲恢复得很好，她放心了，父亲见了她非常高兴。大学毕业后，她被分配到现在的单位工作。不久，认识了她现在的先生，恋爱一年结婚，结婚后生了一个女孩。每年，她回家看望父母两三次。在女儿5岁时，她春节回家，见母亲腰痛、背痛，就把母亲接到城里看病，先做了胸椎、腰椎x线片，又做了胸椎、腰椎CT检查，结果显示：腰椎骨质退行性改变，骨质疏松、钙化。服用了一段时间的中成药，母亲的腰痛、背痛明显缓解。母亲在城里住了近2

年的时间，母亲帮她接送女儿上学放学。之后，她的嫂子打电话要母亲回家，说是家里没人照看，她不希望母亲回家，和母亲商量后还是让母亲回家了。

第七次治疗

患者谈到送她母亲回家后，和哥哥嫂子谈父母的赡养问题，没有达成一致意见。她觉得父母的关系一直不好，彼此相互抱怨、指责对方的过错，她觉得对父母关系的改善无能为力。母亲经常抱怨父亲不好，她时常给母亲一些安慰。患者谈到她母亲去世的情况，2002 年农历十二月，她母亲生病住院，检查发现：肺部感染，食管癌。当时由于工作的关系，她在外地不能及时赶回家看她母亲。当她从外地赶回家时，她母亲已经离开了人世，没有见上母亲最后一面。她母亲从住院到去世只有 3 天，她听妹妹讲母亲在住院期间一直在盼望她回家，她听嫂子讲母亲临终前没有留下一句话，她感到母亲可能有许多话要对她讲，而她不在身边，她让母亲失望了。她为了明白母亲的病情，专程到母亲曾经住过的医院，找到当时的主管医师了解治疗经过。主管医师向她介绍她母亲的病情和治疗经过，她看了病历、病程记录和治疗方案，她觉得在母亲的治疗过程中，医院和主管医师有做得不妥当的地方，曾产生想上告医师的想法，而同时在一刹那间放弃了这种想法。她想即使医师在治疗中有什么过错，他们也不是有意的！即使她打赢了官司，他们给予她再多的补偿，也不是她所需要的，她所失去的也不能再回来。她不想让那位医生名誉扫地而失去工作的机会，因为她感受到那位医师的善良，对病人的关心和责任心，虽然医院条件有限，技术水平不高，医师无法挽回她母亲的生命，最终，她给予他们的是原谅（在谈到她母亲去世时，她非常悲痛，禁不住失声痛哭）。

第八次治疗

患者谈到她母亲葬礼的事情，在出殡下葬那天，她一直向她母亲讲

"是我不孝，回来太晚了"；"都是我不好，整天在外面跑，没有好好照顾您"；"您再多活几年，让我好好照顾您"；"妈妈，您放心吧，我会照顾两个妹妹，她们有什么困难，我会帮助她们"。葬礼之后，虽然她知道母亲已经不在，母亲生前的房间没有变，母亲用过的东西，母亲睡过的床都没有变。她感觉母亲并没有离去，就像平常她回去了母亲不在家，母亲出去串门了。那年她在家过了春节，和哥哥嫂子、妹妹一起说说家常，对彼此都是很好的安慰。春节过后，她从老家回单位上班，工作还顺利。患者谈到她从懂事的时候，就看见母亲很辛苦，她想她长大后要让母亲少受苦，由她来管这个家，她希望她是一个男孩子，能支撑起这个家。她希望自己是母亲的希望，又觉得她自己做得不够好，总是和母亲聚少离多，每当和母亲离别时，母亲总是恋恋不舍。她总是安慰自己说，等自己情况好一点，她要买一个大房子，把母亲接过来一起住，好好照顾母亲。母亲走了，她感觉她的想法只能是一个空想，她的努力似乎也失去了她曾经赋予它的意义，她感觉一切事情都变得无所谓了，生活中没有明亮的色彩，没有了热情，存在的只是责任和义务。

通过心理分析，她感到她为母亲的痛苦而痛苦，为母亲的悲伤而悲伤，她想让母亲幸福，把母亲的幸福当成她的责任。一个人的幸福是取决于她本人，虽然与她所遇到的人和环境有关，但最终决定的是她自己。她感到她母亲的幸福不是她能给予的，不是她不给，而是有些东西她无法给予。她感到在她的内心对母亲有一份歉意，有一份内疚，即使她母亲再活 10 年、20 年，她为母亲做得再多，等她母亲不在的时候她依然会是现在这个样子。她感到在形式上与妈妈分离了，实际上还以另一种方式依恋着，她感受着母亲的经历，感受着母亲的痛苦，她想帮母亲做事情，她想照顾母亲。现在，她父亲与母亲的关系，他们之间的问题随着她母亲的去世而不复存在。她认为她会怀念母亲，她会纪念母亲，但没有必要一直对母亲心存内疚。虽然母亲的去世留下许多遗憾，世上完全没有遗憾的事情却没有，她不想再遗憾下去，她想应该和母亲告别了。

患者谈到做了心理分析之后的变化，情绪稳定，注意力集中，睡眠恢复正常，记忆力、反应能力恢复到正常。她对治疗师非常感谢，她感谢治疗师陪同她走了一段时间。她主动和治疗师讨论是否可以结束治疗，治疗师考虑她现在精神症状已缓解，社会功能已恢复，同意结束治疗。治疗结束时心理测试：HAMD：4 分；SCL-90：各因子分均在正常范围内。

3. 讨论

患者幼年和母亲一起经历生活的苦难，和母亲一起体验痛苦和悲伤，如外婆去世、弟弟夭折、房顶漏雨，在当时她没有能力改变，她希望将来能减少母亲的痛苦，让母亲感到幸福。随着年龄的增长，她变得十分顽皮，像一个男孩子，常常在外边打架带着伤回家，刚开始，她不知道打架有多么不好，只知道打架打赢了就有能力。后来因为和邻居家的男孩子骂架而带来极大的麻烦，她挨了父亲的打，母亲因为袒护她挨父亲的打，在她内心感到对不起母亲，她始终对母亲有一份歉意，而从来没有机会向母亲表达。此后，父母一个多月没有说话，家里气氛十分紧张，虽然后来父母的关系有所缓和，但一直不是很好，她希望改善父母的关系但却无能为力，内心多了一份内疚和自责。从此之后，患者对打架失去了兴趣，不再出去打架，她变成了母亲的乖女儿，帮母亲烧火做饭、下地拾柴禾等。她照顾妹妹时脚被砍伤、往暖瓶灌开水时双腿被烫伤，但她仍一直在努力帮母亲做事。她努力学习，她希望成为母亲的希望、母亲的骄傲。她这样做，无意识中一直对母亲补偿她曾经犯过的错误，获得内心的平衡。母亲生病，她陪母亲做检查，给母亲治疗好了腰痛病。她一直期望能买一个大的房子，把母亲接到自己身边，好好照顾母亲。母亲的突然离去使她内心深处这一最大的愿望落了空，她的努力没了目标，生命没有了现实意义。母亲的离去，使她失去了内心需要补偿的对象，她内心的平衡被打破了，激发起当年对母亲那份深深的内疚、自责。加上母亲去世非常突然，母亲临终前，她又没有陪伴在母亲身边，在母亲需要她帮助的时候她没有帮助，在原有内疚、自责的基础上又增添了新的内疚、自责，她把母亲的去世归咎于她回家得太晚，她没有尽到孝心。她原谅了给她母亲治病的医师，却没有原谅自己，这种情绪在她心中积压起来，使她患了抑郁症。

通过精神分析，患者意识到她抑郁产生的原因，认识到任何人都可以犯错误，原谅了他人，同时也要原谅自己，她抑郁的症状渐渐缓解。在精神分析期间，治疗的场景为患者提供了疏泄情绪的空间，让患者有机会向母亲表达内疚，对母亲进行哀悼，和母亲进行情感分离和告别。治疗师的支持、理解、共情，在情感上给予患者很大的支持，对患者的康复非常有益。患者的文化程度高，具有较高的领悟能力，也是很快康复的有利因素。

注：本案例选自陈四军．短程精神分析治疗抑郁症．中国健康心理学杂志，2007,15（1）:36–38

抑郁症的正念治疗案例

一、临床资料摘要

田明（化名），男，26岁，因感觉压抑和麻木多年求治。

田明感觉自己被生活困住了，目前依然与母亲住在一起。他艺术院校毕业，有表演天赋，机智而幽默。由于总是情绪不稳定，他已经待业在家1年，他感觉自己压抑和麻木，经常感觉胃部不适和胸部堵塞感，睡眠也是时好时坏。

这种情况从高中时即存在，曾被诊断为“抑郁症”，进行过抗抑郁药治疗，但效果欠佳，也进行过短期的心理治疗，有些帮助。听说台州医院心理卫生科的正念疗法不错，希望这次能试试。

田明有一个姐姐（已经出嫁），父亲患有双相障碍，脾气古怪，情绪不稳定，时而很有爱心，时而愤怒难以控制，有时还有暴力倾向，自幼开始两人关系就不好。初中时父母离异，姐姐与父亲生活，他与母亲生活。他与姐姐的关系尚好。3 年前父亲心脏病突发去世，当时没有难受的感觉，反而觉得轻松，“总算摆脱了”。

田明曾经有过一段时间的亲密关系，但目前感觉起来很空洞，感觉不到“被重视”。他常常压制自己的愤怒，难以表达自己的需要。他喜欢在艺术中表现自己，但无法在现实中保持真实。对他来说，很难体验到“活着”的感觉。他说他的胃部似乎有一个“结”，胸部经常感觉透不过气来。

第一次咨询

在了解病史和心理评估之后，治疗师感到田明的注意力很不集中，谈到童年经历时显得非常沮丧，遂安排他“正念呼吸”练习，学习与感觉共处，既不评判也不把它们推走。

这时田明感觉到胸部沉重，“像黑暗夹杂着恶心”。治疗师建议他继续把注意力放在呼吸上。不久，他“感到缺氧”，意识到深深的悲伤。这种感觉先后出现在眼睛，然后是胸膛和腹部。这让他感到害怕，但因为有治疗师的支持，他忍受了下来。

治疗师告诉他：“让我们与这种感觉同在……感受它就够了……它会过去的。”在治疗师的帮助下，他逐渐学会了与这种感觉在一起，允许它们自由来去。当田明能够与压抑感和悲伤感在一起的时候，他指着自己的胸腹说：“这儿像是一座监狱，里面阴暗、冰冷，食物也很糟。我在这里太久了，我想停止自我惩罚。”

治疗师给田明布置家庭作业，让他回家继续练习“把觉察带入身体的感觉”，如果需要停泊，就把“思维之船锚定在呼吸上”。

第二次咨询

在2周时间里，田明尝试练习与自己的感觉共处，但显得有些困难。他说：“心灵深处是一个可怕的地方，我不敢一个人去。”就这样，压抑和被困在监狱的感觉跟着他，他也就简单地做做观呼吸练习。

治疗师继续让他练习专注，学习如何在艰难的情绪产生时保持清醒和稳定。田明不断抱怨身体上的症状，除胸腹部不适外，还不时出现周身疼痛、肢体麻木等感觉。这时，治疗师让他尝试身体扫描，从头到脚，一点一点地来，学习与各种感觉相处。当他觉察到了紧张以及紧咬的两颊和喉咙，治疗师要求他把觉察带到症状背后的情绪。他说：“我有被暴打的感觉。”治疗师让他与这种感觉相处。然后，他触碰到了胃里的“结”。治疗师继续要求他把觉察带到症状背后的情绪。他说：“这个‘结’像是一个还未愈合的伤疤。”治疗师让他继续与这种感觉相处，让他把“气”“吸”入这个“疤”去疗愈，把难受“呼”出。通过与这种感觉共处，渐渐地，他学会了与难受相处。

就这样，他把全身上下扫描了一遍，令他惊讶的是，自己的身体里居然存在着如此多的紧张。他说：“我小时候非常害怕被父亲暴打，看来这个恐惧现在还在。”

治疗师给他布置家庭作业，让他回家继续练习“把觉察带入身体的感觉”，觉察身体感受背后的情绪。

第三次咨询

田明觉得这两周的日子不好过，身体的症状比以前任何时候都多，还出现入睡困难，腰背疼痛。他说：“我感觉自己就是一个生病的孩子。”当他还是孩子的时候，生病是获得母亲关注的方法，母亲会给他做好吃的，还不让他干活。但同时会遭到父亲的蔑视，父亲骂他“没用”，在打他时还说“这是为了你好”。

治疗师告诉田明这是正常现象，因为直面内心以后，曾经被压抑的情绪就会冒出来，跑到意识中。为了帮助田明能与痛苦的感觉联结而不被淹没，治疗师教他如何给情绪和念头贴标签（观情绪和观念头练习）。

在练习之初，田明认为他的症状是持续的，但当他集中注意在某一个感觉上时，发现事实并不如此，身体的感觉是变化的，有时强，有时弱，有时像火烧，有时是钝痛，也有时是根本没有不适。在疼痛的背后，他觉察到了自己的愤怒，“想大喊”；然后，他又觉察到了恐惧和恶心，“像波浪一样，一波又一波”。

尽管难受，田明仍努力与这些情绪在一起，温暖和友善地给它们贴标签，“愤怒，愤怒，愤怒”“恐惧，恐惧，恐惧”“恶心，恶心，恶心”……他表示：“当给情绪和念头命名时，我发现它并没有那么恐怖，是可以相处的。”他还说：“小时候父亲经常骂我胆小鬼、娘娘腔，我也不断指责自己懦弱并不断自怨自艾，我明白两者之间的关系了。”

治疗师给他布置家庭作业，让他回家继续练习“观情绪”和“观念头”，并布置了两部电影《闪亮的风采》和《跳出我天地》。

第四次咨询

这2周田明的感悟颇多，他说：“我困在监狱里太久了，让阳光和空气进入的感觉真好。”原来，他不再感到麻木和压抑了，他的胸部和腹部也感觉比以前舒服，身体上的其他症状尽管偶尔会出现，但已经不难受了。虽然悲伤感仍然存在，不过，他会与悲伤感共处。有一次，他在自己的房间里静静地流泪，然后情不自禁地放声大哭，搞得母亲莫名其妙和不知所措。“因为，一直以来，我家是不允许哭泣的，那代表着软弱，是不能容忍的。”当他哭完之后，他发现自己全身“通透”与轻松，胃里的“结”不见了，并对父亲产生了几许的同情和可怜。

治疗师让他学习慈心禅，首先发送给自己，然后发送给亲密的人，再推广到周围的他人以及世间的各种生物。建议其回家后继续练习与悲伤、恐惧等情绪相处，为这艰难的情绪留点空间；观看电影《千与千寻》。

第五次咨询

2周后，田明报告说他“像换了一个人似的”，现在睡眠良好，很少再做噩梦，感觉全身轻松、有活力。他说：“过去我只是不断地逃避，依赖于药物，现在我知道怎么做了”；“医生，你就像《千与千寻》里的白龙，我就是电影里面的千寻”。但慈心禅做得不多，因为，“很难向自己和他人发送出去慈心”。

为了巩固治疗效果，加深身体和生命力的联结，治疗师让田明学习正念行走。练习完毕后，他说：“我一直讨厌我的身体，因为它从小就容易生病，这也是被我父亲看不起的原因。”治疗师告诉他：“只是去体验每一步，让想法自由来去”；“不需要变得强大，试着去生活和做事都是有价值的。”

鉴于田明在接纳自己方面还是有些困难，治疗师建议他继续练习慈心禅，先发送慈心给自己，再发送给一个最欣赏他艺术能力的老师。他很容易发送慈心给老师，但很难完成对自己的慈悲。他说：“老师让我感到我是重要的，有价值的，所以发送起来是容易的，但发送慈悲给自己不是自我放纵吗？”

治疗师与田明一起寻找了一些有帮助的简单语句，他选择了下面这几条内容：愿我平安，免于遭受各种伤害；愿我不再自我反感、自我厌恶和自我憎恨；愿我学会善待自己；愿我学会照顾和欣赏我的身体。

治疗师让他回家继续练习慈心禅，尽可能恢复工作。

第六次咨询

2个月后，田明报告说他已经找到了一份工作，并干了1个月的活，尽管工资并不高，但够他和母亲生活了。他还说：“我现在能感觉到‘活着真好’。”在回顾治疗经过时，他说：“或许别人看不出，但我自己知道不一样了”；“尽管以后少不了痛苦，但我知道如何带着伤痛前进了。”

二、小结

从本案的治疗经过可以看出，处理童年创伤并不是精神分析的专利，正念疗法也是不错的选择。另外，从形式上看，本案是地地道道的正念治疗，但如果深入分析，又透出格式塔治疗的精髓。也就是说，如果能把各种疗愈方法整合到一起，融会贯通，那是最优的选择，正如下文这个案例所示。

注：此案例中正念呼吸、身体扫描、正念走路、观情绪和观念头的操作方法请参考下文《抑郁症的整合治疗案例》。

慈悲冥想的指导语如下：

现在，我们来进行慈心观的修习。

采取坐姿，你的目标是培养对自己和他人的爱，承认一个事实，无论我们对外如何表现，人人都能体验到恐惧、悲伤或者孤独的感觉。所以，在这段练习中，应当祝福自己，并将祝福转换成对他人的爱。

首先，感觉一下你的身体，调整坐姿，尽量让每一个部位都稳定、放松。然后，专注观照一下你的呼吸，然后观照全身。

准备活动做好之后，通过对自己说下面的话来表达你对自己的爱：

“愿我平安，不致遭受苦难的折磨。无论发生什么，我都会保持快乐和健康，愿我能够轻松地生活。”

不要着急，慢慢来，把讲出上面字句的声音想象成鹅卵石掉进深井里发出的响声。每次扔下一颗鹅卵石，然后倾听声响、思绪、感觉、身体知觉，无论身心出现何种反应，不要判断对错，它们都是你自己的反应。

“愿我平安，不致遭受苦难的折磨。无论发生什么，我都会保持快乐和健康，愿我能够轻松自在地生活。”

如果你发现很难对自己产生爱的感觉，不妨想想某个无条件爱着你或者爱过你的人，甚至宠物。当你切身感觉到他们对你的爱的时候，看看能否对自己也产生这种爱。

“愿我平安、快乐、健康，愿我轻松自在地生活。”

选择一个特定的时机，想想某位爱你的人，以同样的方式祝福她或他：

“愿他们平安，不致遭受苦难的折磨。无论发生什么，他们都会保持快乐和健康，愿他们能够轻松自在地生活。”

接着选择一位陌生人，可以是你经常在大街、公交车或者地铁上见到的人，你能认出对方，但也许不知道他们的名字，对其既不喜欢也不讨厌，虽然你不认识这些陌生人，但他们的生活极有可能像你一样，充满了希望与恐惧，他们像你一样也需要快乐，所以，请记住这些人，重复下面的话，祝福他们：

“愿他们平安，不致遭受苦难的折磨。无论发生什么，他们都会保持快乐和健康，愿他们能够轻松自在地生活。”

现在，如果你愿意进一步拓展本次练习，可以找一个自己不喜欢的人，不一定是你最不喜欢的人，只要感到不太喜欢即可。或许是工作时遇到的，或者家庭中的某个人，你目前对其有一定看法。无论选择了谁，你都尽量允许此人的形象在内心和脑海中停留，承认他们也希望过快乐的生活：

“愿他们平安，不致遭受苦难的折磨。无论发生什么，他们都会保持快乐和健康，愿他们能够轻松自在地生活。”

如果你感觉不到爱，不要担心，只要保持意念上的友善倾向即可。请记住，无论什么时候，一旦出现了紧张的感觉或者极端的想法，你总是可以通过观照呼吸的方式，找到锚点，以便关注当下，善待自己。

最后，把爱扩展到所有生灵，包括你爱的人、陌生人以及你不喜欢的人，这里的目的是，把你的爱扩展到地球所有的生灵身上，请记住，所有生灵当然也包括你自己：

“愿大家都平安，不致遭受苦难的折磨。无论发生什么，我们都会保持快乐和健康，愿我们能够轻松自在地生活。”

最后，把注意力引回呼吸和身体知觉上，在对当下一刻的清醒觉知中休息，做现在的自己，保持身心的完整和独立。

抑郁症的整合治疗案例

一、治疗及成长经历

女，34岁，因情绪低落、容易紧张3年，加重1个月，在妹妹陪伴下于2016年2月26日前来就诊。

3年来无明显诱因下开始情绪低落、容易紧张、莫名地担心，不想与人交往，伴胸闷、心慌，容易受到惊吓，睡眠浅，容易醒，醒后难以再入睡，心烦，头脑里不时出现“做人没意思”等念头。家里办厂，是主要管理人员，平时比较操劳。最近一个上述症状加重，不时以泪洗面，听到电话就紧张，有时会肢体发麻，难受的时候会咬自己，把自己闷在被子里。兴趣下降，注意力不集中。怕冷，有坐立不安感，感觉“压力大”。否认自杀行为。月经不规则。

平素体健；性格内向。有一个妹妹，个体户，高中文化，育有一子。

父亲有“抑郁症”史。

精神检查：神清，仪表整，定向完整，显得烦躁，表情抑郁，心境低落，思维迟缓，意志活动减退，存在消极观念，未引出幻觉、妄想等精神病性症状，自知力存。

心理评估：

（1）90项症状清单：总分为297分，总均分为3.3分，其中躯体化、人际关系、抑郁、焦虑、偏执因子分重，强迫状态、敌对、其他项目因子分中等，恐怖、精神病性因子分轻。

（2）心理健康测查表：躯体化因子分86分，抑郁因子分79分，焦虑因子分77分，病态人格因子分67分，疑心因子分69分，脱离现实因子分62分，为12/21模式（易紧张、心神不定、闷闷不乐，自我意识较强，处事优柔寡断，过于介意别人对自己的看法）。

（3）焦虑自评量表：总68.75分，有中度焦虑症状。

（4）抑郁自评量表：总77.5分，有重度抑郁症状。

躯体检查：心电图、脑电图、甲状腺功能、血常规、生化检查无殊。

诊断：抑郁障碍。

处理：

（1）支持性心理治疗，“渐进性放松训练”（建议每天至少训练2次，每次至少20分钟）。

（2）抗抑郁药物治疗：草酸艾司西酞普兰片（来士普）：1 ~ 4天5mg qd，第5天开始10mg qd。

（3）告知家属注意患者安全及药物管理。

3月23日第二次就诊

自我感觉病情改善3分（共10分）左右，目前以“休息”为主，坚持放松训练。就诊时交谈较第一次顺利，显示了对治疗的信心，但害怕会药物依赖。希望早日治好，“厂里少不了自己”。

处理：

（1）探讨禅学“平常心”“去我执”“日日是好日”等理念，提供鲁米的诗《客房》。

（2）“观呼吸”训练和“正念走路”训练，每天至少练习2次，每次至少15分钟。

（3）观看电影《千与千寻》。

（4）草酸艾司西酞普兰片加用至15mg qd。

（5）记日记、成长史和梦。

4月15日第三次就诊

总体情况改善至5分左右。去厂里时会出现不舒服，“以前工作的事情又回到脑中”，“要处理事情就感到心烦”，“出去玩心情会好些”。担心家人说自己是懒病。“观呼吸训练”和“正念走路训练”做得比较顺利，能帮助自己缓解不适。

处理：

（1）药物治疗同前。

（2）探讨“应无所住而生其心”以及“心无挂碍，无挂碍故，无有恐怖”等禅学格言。

（3）“观躯体感受”训练、“正念进食”训练、日常生活的正念修习。

（4）观看电影《黑天鹅》和《野孩子/野蛮公主》。

（5）探讨日记内容。

下文是其日记摘要（注：【 】为治疗师的批注）：

3月24日

昨天感冒了，现在喉咙痛，感觉很累，一直觉得很困，就睡了一下。睡觉时好像不能完全熟睡，胸口觉得有点闷。【您以前把身体当“驴”使了，现在拥抱她一下，“饿了吃饭，困了睡觉”！】

下午3点钟去接小孩，回来后跟姑姑一起去田里摘花草。看到田里一片绿油油的，感觉挺舒服的。摘的时候也挺起劲的，一心一意地挑，人也

轻松了许多。【这就是正念，去拥抱生活吧！】

总的来说，今天又是不错的一天。【“日日是好日”，但请不以情绪和症状为标准。】

3月27日

早上睡醒后，不知为什么心里感觉有点恐慌，有点害怕，使劲调整呼吸，安慰自己不要这样。过了一个多小时，心情渐渐平复，然后给家人和自己做了早餐，吃完后做了一下家务。【不问原因，去拥抱感受。】

下午，又和亲戚到田里去摘了花草，回来后又和她聊了聊我的病情，晒了晒太阳，感觉挺好的。一整天就这样过去了，挺好。【不问症状，去探索其背后的生命意义！】

3月28日

阳光明媚，和姑姑爬山。好久没去爬了，感觉脚很重，但还是坚持爬到了山顶，站在山顶朝远处眺望，感觉心旷神怡。回来后，喝了点热开水，然后开始做冥想，冥想过程中还是会经常走神，但比刚开始好像好了一点了。【“走神”是正常的，只要不“跟着感觉走”和“抗拒感觉”就好！】

本来和家人约好下午去公司一下，可是心里却有不想去的念头。然后想着推迟时间去，后来还是没去。每次想到要去公司上班，心情就变得紧张，不知道什么时候才不会这样，郁闷……【或许是内心（潜意识）里的另一个自己不喜欢做“女强人”，而只想着做个“女人”；也可能是公司里存在让您讨厌的人或事。那就去探索一下，先听听内心深处的声音！】

3月30日

坐动车去上海，在车上想了好多事情。原来会老想一些负面的东西，现在每天都在变少，觉得自己开始病情好转了。【减少用“脑”思考，增加用“心”体验！】

在上海看了中医，医生说我是身体太虚了，然后开了调理的药方。自己也这么觉得，最近这几年身体好像差了很多，希望能有效果。【“虚”是文化上的概念，不可轻信，您主要是“心”累了，因为您一直把“真我”压制得太深，把全部力量放在厂里，而忽略了真实自己的存在。】

4月1日

今天爬山了，回来后开始做冥想，不知为什么每次冥想完后，就要睡觉，睡得还很香。随着冥想的次数增加，现在冥想比刚开始走神的次数少了，时间间隔长了。【或许你平常神经绷得太紧，生活需要张弛结合。这就是建议你练习“正念”的部分原因。】

4月4日

清明节，扫墓结束后，和丈夫的二姐去挖笋，挖笋的时候挺开心的，好像很长时间没有这么开心了。【就这么每天留点时间给自己，与心灵好好相处，去过“真实的生活”，体验“存在”。】

4月6日

刚觉得心情还不错，这就又变差了。爸爸说身体不好要去上海检查，然后妈妈说她也要去。我就问她去看什么，结果妈妈说我们姐妹都不关心她。我解释说你去看什么科，我好先挂号，妈妈就说了一大堆我们不关心她的话，我又郁闷了，沉默着不说话，过了一会儿就回家了。【看来生病有时是种心理需求！】【当情绪被外界左右了，请及时回到“呼吸”上，去觉知自己的感受！】

4月11日

今天去了公司一趟，丈夫待了不到1个小时就去外地了，我就继续在公司。有员工过来跟我反映了各种各样的公司的情况，我的心情又开始微微发生了变化。我感觉我的心脏又开始紧张起来。晚上回到家里，心又开始紧张，胃也觉得胀胀的，莫名其妙地觉得恐慌。这时小孩过来缠着我下棋，下着下着，感觉才好一点。【承认人的脆弱了吧？去拥抱这种感觉。】

当感到胸闷的时候，我尝试着看了一下《与自己和解：用禅的智慧治疗神经症》，开始“观呼吸”冥想。冥想过程中每次呼吸三四次时就会走神，杂七杂八的事情会出现在脑海里，想着想着感觉会很困，有时候就睡着了。有时睡醒了，看着窗外的绿叶，闷的感觉消失了，觉得眼前的景色看在眼里亮了很多。【只是“如实地去觉知”就好！】

5 月 13 日第四次就诊

“症状”继续改善至 7 分左右，已能体会到日常生活中的正念。观看电影《黑天鹅》收获很大：一直以来自己就像影片中的“白天鹅”那样追求完美，为别人活着，从没为自己活着；对电影《野蛮公主》中摘下“面具”、过真诚的生活有颇多感触。

处理：

（1）药物治疗同前。

（2）探讨“放下”“当下”“无住”等禅学理念。

（3）“观念头”训练和“正念地倾听”训练。

（4）观看电影《时时刻刻》。

（5）记录所做的梦。

（6）探讨日记内容。

下文是部分日记摘要：

4 月 18 日

本打算今天还要去公司，可是觉得害怕，想着上午先调整一下心情，下午再去，可是到了下午还是拖拖拉拉地没有去成。【是在逃避什么吗？去探索一下。】

今天出现了一个好长时间都没有出现过的念头。闭上眼睛时，出现了非常晴朗的星空，天空黑黑的，上面都是一颗颗特别明亮的星星，风轻轻地吹在我的脸上，特别舒服，就像回到了小时候，躺在家里的屋顶上，无忧无虑地看着满天的星星，特别舒服。然后，**一个念头就出现了，觉得此刻能在这种环境中舒服地死去就好了。**睁开眼睛，告诉自己不能这样想，又想难道这段时间的好一点都是因没有去上班，而逃避现实的结果？一上班去处理事情，原先的不安、不舒服又慢慢地冒出来了，我害怕了……【没必要逃避那种感觉和想法，它只是潜意识中的一些内容，需要去拥抱和整合。】

【或许原来的生活让你体验不到“存在感”了，去体验，去审察“潜意识”里的空间。】

4月22日

早上醒来后，看着丈夫的脸，想着他每天忙进忙出，想着公公婆婆也忙忙碌碌的，而我却什么也干不了，心揪了一把，觉得呼吸也变得难受，很内疚。【你的完美主义在作祟！】以为自己经过这段时间的治疗，有很大的转变，能完全好起来，可前两天的事情又让我彻底灰心了。我在想着什么时候才能好，才能恢复正常，会不会永远都好不了了，我又开始惴惴不安。【人本来就是脆弱的，去感受这些生活吧。】

这几天都在胡思乱想。想起了妈妈那天跟我说的那些话，其实我一直是一个谁有事找我，我会马上就去帮忙的人，但平时我也不会刻意去特别关心别人，加上最近生病，因为不想让父母担心，所以也一直瞒着他们。【或许你一直都没有在为自己而活！】

【原来的生活方式为你带来了不少痛苦。抑郁症状或许是在提醒你，生活方式需要适当调整。原来的生活（解决问题模式）让你找不到“自我感”“存在感”，生病后（存在模式）让你体验到了真实的生活、真实的我以及“存在感”，这是不错的收获。】

【倾听内心的声音，做真实的自己吧，首先为自己而活，然后再是考虑他人，正所谓“利己利他”和“爱人如己”。】

5 月 11 日

今天看了一部电影《野蛮公主》：女主角一开始是戴着面具在生活，她不断搞破坏，都不是因为她真正的本性，而是因为她的妈妈去世后，她把伤痛埋藏在心底，然后做一些出格的事情，为了引起爸爸的注意。包括寄宿在学校，一开始还是戴着面具和室友们相处，一副公主的派头，但渐渐地，因为她的室友们友善地待她，她也开始敞开心扉，慢慢地一点一点卸下她的伪装，真正地跟室友们成了好朋友。【这就是禅学中的“直心”！】

这里，我觉得自己要向她学习，我平常跟人相处时总是戴着一副面具，展现出来的都不是真正的自己，很少跟人交心，想想如果不真实地对待别人，别人怎么可能真诚地对待你呢？【是啊！真诚的生活太重要了！】

5 月 12 日

5 月以来的生活都还算顺利，而在昨天早上又开始突然伤心得很，眼泪流个不停。想着家里的工厂正在转型期间，自己却帮不上忙，心里更加伤心了。丈夫问我怎么了，我哭得更伤心，然后竟然号啕大哭。他不停地安慰我说一切都会好起来的，不要太担心。

哭了好一会儿，心里渐渐放松下来，心情平复了许多。想想我以前肯定会一个人闷着头默默哭泣，像这样哇哇大哭一般很少。哭完后也不会像这次这样，过一会儿心情就恢复了平静。这算不算也是病情有所好转了呢？【或许是这样！百丈怀海禅师被马祖大师扭鼻痛哭后悟了道，请继续正念地生活吧！】

6 月 10 日第五次就诊

整体状况平稳，感到病情恢复至 8 分左右，有一次梦到公司与家里时哭了一次，“乱想”时间很少。觉得像《野孩子 / 野蛮公主》中的女主人公那样做“真实的自己”很重要，否则就容易像《时时刻刻》中的主人公因体验不到“存在感”而选择自杀。“现在已不会因不去公司而内疚了”，

“首先得为自己而活”。已自行把药物减少到每天 1 片，未见明显不适。

处理：

（1）继续草酸艾司西酞普兰片 10mg qd。

（2）“观情绪”训练。

（3）探讨存在的意义、自由等方面的主题。

（4）观看电影《彗星美人》。

（5）探讨日记内容。

下文是部分日记摘要：

5 月 19 日

昨晚做了一个梦，梦到了小学时的一个同学，那时我们是好朋友，几乎每天都在一起玩，一起做作业，我们还去桂花树下捡落下的桂花。忽然，梦里变成了初中毕业后，她考上了市里的重点中学，接下来就模模糊糊的梦境了。【或许这就是你一直在公司“拼命”的潜在原因？去探索一下。】

5 月 20 日

昨晚的梦：双脚不停地踩呀踩，然后就升到天上去了，在云中穿梭，本来挺舒服的，突然往下掉，使劲地踩也没用，还是不停地往下掉。下面是可怕的蛇窟，惊醒了。【向“潜意识”旅行吧，或许已开始了。】

5 月 24 日

昨晚的梦：梦见一个女孩，好像是我，又好像不是我。她是一个很乖很听话的女孩，她在学校里上学，然后她去了一家店里买东西。她买了两支蓝色的笔，看到一支粉红色的笔也很喜欢，但妈妈说只能买两支蓝色的。她纠结了半天，旁边的同学说多买一支也没关系。最后还是没买，突然出现了一只章鱼大怪物，把她的同学吸走了。梦醒。

想想梦境里的女孩，也不知道怎么会做这么奇怪的梦。【这些都是自

己心底的成分，“妈妈”是“意识中”“道德化”的“我”，“女该”是“潜意识中的我”，两者需要“和解”。】

6月5日

昨晚的梦：和丈夫两个人去了一家很大的工厂采购物品，物品很畅销，来的人很多，队伍排得很长。然后快排到我们的时候说今天到此结束了。丈夫让我去说说，我说我又没有什么办法，你自己去说吧。然后这样推来推去的，突然楼梯塌了，我直往下掉，梦惊醒了。【“两个自己”还没有“和解”，一个“很积极”，一个“想偷一下懒”。】

6月8日

昨晚的梦：昨天晚上打扫了卫生，竟然夜里做了一个打扫卫生的梦。梦到床底下很脏，里面都是垃圾。我的床本来是很矮的，不知为什么却突然变高了，然后人钻进去把垃圾都扫了出来，接下来的梦便停止了。【这个梦是你走入潜意识的象征，你的心门已经打开，值得祝贺！】【人的心底也有“脏”的成分，我们掩盖不了，但可以把它拿出来见阳光。】

7月8日第六次就诊

偶尔出现胸闷、不适，做正念练习后可以自行缓解。在公司“仍会触景生情”，已经不会逃避痛苦的感觉，遇到难受时会主动去做“观情绪训练”。看完电影《彗星美人》后对禅学中的“无我”的理解比较深刻，认为“人不能被外在的东西束缚住”，“生命的真谛是真诚地生活和处事”。

处理：

（1）心理评估：① 90项症状清单：总分为203分，总均分为2.26分，其中强迫状态、人际关系、抑郁因子分为中，其余因子分为轻。②心理健康测查表：抑郁因子分为66分，焦虑因子分为66分，病态人格因子分为67分，为34/43模式，提示焦虑、紧张、行为偏离。两项评估结果均较初诊时的分值明显下降。

（2）“探索困难”冥想。

（3）观看电影《凡夫俗女》。

（4）继续草酸艾司西酞普兰片 10mg qd。

（5）探讨日记内容。

下文是部分日记摘要：

6月12日

今天早上公公和丈夫因意见不合，两个人在办公室吵了起来，我也懒得去搭理他们，收拾了一下，提前走了。今天感觉有点不好，总觉得有什么东西搁在心里，又说不上来。看看明天这种感觉能否消失掉。

【先去旁观一下自己的感觉；难受时何不去探索一下？以前不想去公司的想法跟内心不愿见到他们有关吗？】

6月13日

昨晚乱七八糟地做了好几个梦。梦到小孩写作业，是在做一张试卷，然后说写好了让我去检查，发现大部分都空在那里，我让补上，小孩却跑了，我使劲喊却不理我。突然梦境转到我和家里人去一个地方旅游，住到了一家酒店里，第二天起来发现下大雨了，很大，前面马路很快就积水了。这时，梦又转到了另一个场景，变成我姑姑去卖菜，但菜却被隔壁的人偷偷拿走了。之后一些梦的场景记不清了。

今天多做了几次冥想练习，觉得做完之后心里舒服多了。

【你已开始向“潜意识”旅行了！继续正念训练吧！】

6月14日

今天胸口有点堵，躺一躺还是不舒服。因为晚上有姐妹过来吃饭，饭菜做得特别认真。晚上发现胸口堵得慌的感觉比前两天好多了。这可能是我潜意识里还是会担心这、担心那的缘故吧。回想着，或许是晚饭期间我把注意力都集中在饭菜上了，反而心里舒服了。【专注于生活就好！真诚地生活吧。】

6月16日

感觉自己在进步，以前心里压抑的感觉在慢慢地好转，庆幸自己虽然前段时间心里不是很舒服，但思想负担不会像以前那样一直钻在一个问题上。那是叫人发疯的节奏，通过干一些体力活让自己舒坦。【继续探索自己的内心。】

6月22日

有时候，喜欢独处不想多说话，跟姑姑出门，她一路上说个不停，我听着挺反感的，但又不好意思说。后来就说想睡觉，她才停息下来。也不是说反感她，就是不想说话，不想回答。【“独处”不是什么坏事。不想听到一些声音，那就练习“声音与思维”的正念。】

6月29日

想想自己最近的情况，病情应该是比以前好转了。自从生病以后，丈夫对我包容了许多，挺谢谢他的。最近睡眠也比以前好了许多。

【更重要的是得自己包容自己。】

7月6日

昨天去公司，公公又在公司发脾气，把全厂的人都骂遍了。下班后感觉挺烦的，就懒得回家做饭，去了爸爸妈妈那里吃饭，之后还去了广场走走，心情比白天好多了。今天早上起来时，昨天的坏心情全都没有了，如果是以前，肯定会不高兴好几天。

带着孩子去公司，顺便督促不太爱读书的孩子做暑假作业，这也是我的烦恼之一。而丈夫又来电话说还要四五天才能回来。换作是之前的自己，这些事情都会觉得不开心，但这次却是很平静。

【这就是正念，这就是真诚的生活，这就是“存在体验”！祝贺你！继续吧！】

7月7日

今天做完冥想之后想起了小时候。

读幼儿园前的记忆：

那时候的事情基本上没有什么特别多的记忆，只记得那时候经常会感冒、发烧，然后妈妈就带着我常常往医院跑。那时候爸爸已经开始跟别人办厂了，家里生活条件虽然不是特别富裕，但也没有什么穷的概念。吃的、穿的都不用去愁。在我们周围这一带算是比较好的。

我有四个姑姑，第三个和第四个对我特别好，整天带着我，有什么好吃的、好玩的都先依着我。可能我是家里第一个出生的孩子，所以家人对我特别好。

对幼儿园前的事情就只有这些记忆。

【老大“爱操心”？】

小学时候的记忆：

上小学时我是家里的小公主，因为那时我学习很好，经常考试考到前三名，然后每个学期都是三好学生。那时候我的老师一般都很喜欢我，然后我也是同学中的领头人，是班级里的副班长，那时经常放学或者周末时带着一大帮同学去玩。跟现在很不一样。现在如果跟很多人去玩总有拘束的感觉，总觉得很别扭，不知道该和大家说些什么。那时候完全不是这样的，跟别人相处起来都是游刃有余的。那时爸爸就在做生意了，我最害怕的人就是爸爸，他眼睛一瞪，我就一声也不敢吭了。总之，小时候我是一个挺会玩的人。

【内化了的自己。意识里的我不断让自己“能干”“完美”“有面子”，可是潜意识里的另一个自己是“想玩”“快乐”“做个真实的自己”。】

中学时期：

因为理科的学科学得不是太好，所以综合分没有以前那样好了。家里爸爸妈妈开始经常吵架，有时候看到他们吵，我就不想待在家里，喜欢住到奶奶或者姑姑家。渐渐地，我没有了小学时那种特优越的感觉，但还好，那时交往的同学、好朋友也挺多的，经常一起出去玩。没有像现在这种有人太多的场合，就感到不自在。那时也挺怕我爸爸的，但我很倔。爸爸对妹妹比较好，因为她的性格很像男孩子。有一次不知道什么事，反正是因为妹妹，爸爸打了我，我差不多一年没有喊过他爸爸。

【“内化的”“老大”的担心。你努力工作、做事，与潜意识害怕“失去”“地位”有关？不妨探索一下。】

8月10日第七次就诊

自觉已恢复正常，并已把草酸艾司西酞普兰片减到每天5mg，未出现明显的不适。正念练习在有规律地进行。认为自己已脱胎换骨了，差不多做到了“饥来吃饭，困来即眠”。已规律地在公司上班，听到丈夫和公公吵架已不会难受，对自己处理不了的事不会硬扛，而主动找丈夫处理。本周还驳斥了一回公公的不合理决定（以前从来是不敢的），在内心上与婆婆的关系也亲密了起来。

处理：

（1）心理评估：①抑郁自评量表：无抑郁症状；②焦虑自评量表：无焦虑症状；③明尼苏达多项人格测验：校正分为61分，其余因子分未见异常。

（2）继续上述正念练习和正念生活。

（3）因家住得比较远，以后在当地医院配药，通过QQ或电子邮箱进行随访。

以下是部分日记摘要：

7月11日

早上带着孩子去吃了早饭后，一起去公司上班，自从得病后办公室招了两个人分担我的大部分工作，所以有时候去上班也不是太忙。听她们汇报一下工作，还有她们处理不了的事我看一下，跟她们交代一下。

下午睡完午觉后带着小孩去了公司。现在基本上每天都要睡午觉。以前工作很忙，可能压力太大，每天半夜两三点钟就睡不着了，早上六点多要起床准备送孩子上学，可那时候是又想睡的时候，就这样开始了一天的头痛、眼痛，反正全身都不舒服。到后来眼压开始升高，看不见东西，几乎每个月都会有一两次，过了几个月后又得了慢性荨麻疹。**以前想要午睡也基本上没时间，都是硬撑着不睡。**晚上还要监督孩子写作业，因为他不太爱学习，性格又很倔强，所以带他挺累的。【身体早就给你发出警报了，只是你一直没重视。】

现在想想，我以前基本上每天的神经都是紧绷的。现在改善了许多，人也慢慢地开始轻松下来。两三年没有那种发自内心的舒心了，以前是有时脸上在笑，但心里面会始终有压抑、不舒服的感觉。**最近开始好像有以前那种正常的感觉了，开心时就是开心，不开心时就是不开心。**【这就是“直心”“平常心”的精髓！祝贺你回到了存在意义上“人”的角色！】

7月16日

昨晚做了一个梦，梦见孩子的数学作业不知为什么每隔几页就被我写了日记，然后我很着急不知怎么会这样，就醒了。

今早吃完饭后去公司上班，看见公公和老公正在吵架，吵得很凶。他们由于意见不合，经常吵架，老公请公公帮他看一下公司就好，但是公公什么都要管。老公走出去了，公公又冲我发火。以前我总是忍了就算了，今天不知道为什么突然脾气一上来冲他回了嘴，他愣了一下转身走了。我也备感轻松，可能以前压抑得太久了，每次无缘无故地被他发火，总想着他是长辈，忍忍就算了。【合理的愤怒，很好！你开始做真实的自己了，值得祝贺！】

7月18日

今天去公司上班时，公公主动叫了我。我想想妹妹说的一句话**“要学会说‘不’，不能一味地去迎合别人，有时候也要学会拒绝别人”**挺对的。

我想我以前就是遇到一些其实不用去做也没关系的事情，我总是不好意思去拒绝，然后硬着头皮去干，其实觉得也挺不好的。【是啊！只要继续如此地工作和生活，身心自然安康。】

7月21日

今天早早地起床了，准时去了公司上班，挺忙的，跟老公谈工作时有点意见不同，两个人争辩起来。完事后想想，如果是以前我们吵了几句我会控制不住地生好几天闷气，今天事情过后一会儿，我的心情就平静了。晚上全家人一起去游乐场玩，放松一下，白天烦恼的事情基本上都没有再想起。【这就是“禅学智慧”！请继续坚持“正念禅修”练习！】

7月26日

今天公司放假，早上送婆婆去老家办点事情，一路上我们说了挺多话。以前我很少单独跟她说这么多话，虽然我们一起生活了十多年，但我总是和他们亲近不了，总觉得有一种隔阂在那里。平时我们也没什么矛盾，应该是我性格的原因，有小矛盾时我们也会互相迁就。可能最近病情好转了吧。一路上我们交谈得挺开心的。【表面的相敬如宾毫无意义，你这是真诚的人际关系。祝贺你，你已经康复了！请继续过“禅意的生活”。】

二、小结

该来访者系心境障碍，存在消极观念，出于安全考虑，先以药物治疗为主，在病情有所改善后再结合“禅疗”（以正念训练为核心的整合心理疗法）。作者体会，在心理障碍的治疗过程中，药物与心理治疗的关系有如“游泳圈”与“学游泳”。

正如本例来访者的治疗过程所示，如果没有抗抑郁药，“禅疗”实践有可能会出现不顺利；同样，如果光靠药物治疗，她的完美主义是不可能摆脱的，她对基本生命主题和人际关系的体验难以发生质的改变。

总之，不管是精神/心理卫生科工作人员，还是心理障碍来访者本人，都必须同时关注临床症状以及症状背后的“存在性”问题。因为，只有这样的疗愈才是彻底的。

附：案例中所用的正念六观及探索困难冥想训练的操作方法

一、正念六观训练

正念六观包括“正念四观”（呼吸正念/观呼吸、身体正念/观躯体、声音正念和思维正念/观念头和观声音、情绪正念/观情绪）、行走正念、饮食正念，需要系统、规律地训练。其中又以呼吸正念为基础和核心，在呼吸正念训练（每天至少 2 次，每次至少 10 分钟）纯熟之后（一般需要 1 周以上），可结合身体正念的训练；在身体正念训练纯熟之后再依次结合声音正念和思维正念、情绪正念训练；最后，依据修习者个人情况，把“正念四观”融会贯通，进行规律修习（每天至少 2 次，每次至少 20 分钟）。

行走正念、饮食正念的要求相对宽松，开始时可隔天各训练 1 次，纯熟之后可随时进行。下面进行分别介绍：

1. 准备工作

找一个安静、相对隐蔽与可以独处的地方，穿着尽可能宽松而柔软，让自己处于一个舒适的姿势即可练习，例如：

（1）坐在椅子上

①如果你选用的是一把椅子，最好有笔直而结实的靠背（不是扶手椅）。这样，你坐着时可以不依靠靠背，用脊柱支撑你的身体。

②可以尝试把几本杂志或木板垫在椅子的后腿下面，使椅子稍微向前倾斜，这样可以帮助你毫不费力而又自然地挺直脊背。

③把双脚平放在地板上，双腿不要交叉，膝盖张开的角度需要大于 90 度，这样可使自己的臀部略高于膝盖。

④把手放在膝盖上，手心朝上朝下均可。

⑤把头自然轻柔地抬起，竖直颈椎，下颌微收，然后向前、后调整几

下，直到找到中间的平衡点，你的头部既不会前倾也不会后仰，而是自然地落在脖子和肩上。向左、右调整几下，再次找到平衡点。

⑥如果你觉得舒服，可以合上双眼。如果你不想这样，就将视线放低，让目光落在身前几尺的地方，但不要全神贯注盯着某一点。

总之，不要勉强，不要僵硬，要放松，让身体保持自然与柔软，像布偶一样垂挂在笔直的脊柱上。

（2）坐在地板坐垫上

①如果你坐在地板坐垫上，选择的坐垫尽可能要硬一点，当你压下去时，至少还有八厘米厚。

②坐在坐垫的前缘，让你的脚交叉放在前面的地板上。如果地板上铺有地毯，那或许足以保护你的小腿与脚踝不会受太大压力；如果没有地毯，你可能需要为脚准备一些垫材，折叠起来的毛毯会是不错的选择。

③让你的两个膝盖都碰到地板，两只小腿相互交叉，左脚放在右大腿上，右脚则放在左大腿上。两个脚底都朝上。

④手的位置就摆在肚脐下方，轻放在腹前大腿上，手掌朝上，相互重叠，两个大拇指轻触。手臂刚好稳稳地包住上半身，颈部与肩膀的肌肉不要紧绷，放松手臂。

⑤眼睛和视线的安放同上面的第⑥步。

（3）卧姿

如果采用卧姿，你可以躺在一张地垫或厚地毯或床上，双腿不要交叉，双脚自然分开，双臂沿着身体两侧摆放，微微张开，如果舒服的话，将手掌向上对着天花板。

卧姿主要用于身体正念的训练。

（4）其他姿势

如果有肢体障碍，或者对上述姿势不喜欢，你可以自己选择一个既能感到舒服又能确保时刻处于完全清醒的状态。

对于训练行走正念和饮食正念，只需要环境安静，对姿势无特殊要求。

2. 呼吸正念 / 观呼吸的训练方法

（1）首先，选择一个你觉得舒适的姿势坐好，慢慢闭上你的眼睛，收敛感官，观照一下整个身体的各个部位，如果你发现某些部位还有一些紧张就尝试去放松下来。

（2）缓慢地做三四次深呼吸，感觉空气进入你的鼻腔，充满你的胸腔和腹腔，再把空气从体内呼出。然后调节呼吸到正常节奏，不要用力或控制呼吸，只是去感受呼吸。无论如何，你都在呼吸，你要做的只是感受。

（3）注意你在什么地方最鲜明地感受到呼吸，也许在鼻孔的边缘，也许在胸腔或者腹部。然后就让你的注意力像蝴蝶停在花上那样轻轻地停留在那个部位。

（4）开始注意那个部位有怎样细微的感受。例如，如果你观照的是停留在鼻腔的呼吸，你是否可以觉察到空气流经鼻腔，是否带着微微的凉意，是否有细微的摩擦。如果你观照的是腹部的呼吸，你会感觉到吸气时腹部缓慢升起的轻微充胀感，以及呼气时腹部下降产生的不同感觉。你无须把感觉说出来，只是去感受。

（5）此时此刻，将你的注意力完全观照于你的呼吸过程。

（6）你也许会发现你的思绪会不断游走、飘忽，每次当你意识到又开始陷入思虑、回忆，或是计划当中，一旦觉察到，就马上从那里再次回到当下，回到观察你的下一次呼吸上，一次又一次，飘走再拉回到当下，每一次你要做的就只是将注意力再次牵引到下一次呼吸，而不要去评判或者自责。

（7）如果你觉得有帮助的话，可以在心中默念“呼——”，或者“吸——”不过让这默数的念头只占据注意力的很少一部分，更多的还是观照、感受呼吸本身柔和、放松地在你身体中，去感受它、觉知它。

（8）如果你觉得困倦，请再坐直些，把眼睛睁开，做几次深呼吸，然后回到正常呼吸。

（9）继续观照呼吸，分心时重新开始，直到你预定练习的时间结束。做好准备后，睁开眼或抬起目光。

3. 身体正念 / 观躯体的训练方法

（1）在一个温暖和不被打扰的地方，躺下来，使你的身体放松，平躺在地板上的席子上，或床上。慢慢闭上眼睛。

（2）花点时间来觉知你的呼吸和躯体的感觉。当你准备好以后，就开始注意觉知你的躯体感觉，尤其是你的身躯和床或地板接触部位的触觉或挤压的感觉。每次呼气，放松自己，让自己一点点下沉到床或席子里。

（3）提醒你自己这个练习的意图。它的目的不是获得不同的感受，不是放松或者平静。这些感受可能发生也可能不发生。事实上，这个练习的意图在于，随着你依次注意躯体的各个部位，尽最大可能让自己觉知你所发觉的各种感觉。

（4）现在将你的注意力关注于下腹部的躯体感觉上，在你吸气和呼气时，觉知小腹部的感觉的变化模式。随着你的呼吸，花几分钟来体验这些感受。

（5）在觉知腹部之后，就将觉知聚焦于你的左腿，进入左脚，依次关注于左脚的每一个脚趾，逐步好奇地去体验你察觉到的每一种感觉，可能你就会发现脚趾之间的接触，麻麻的、暖暖的，或者没有什么特殊的感觉。

（6）当你准备好后，在吸气时感觉或想象一股气进入肺部，然后进入腹部，进入左腿、左脚，然后从左脚的脚趾出来。然后呼气时，感觉或想象气体反方向移动：从左脚进来，进入左腿，通过腹部、胸腔，然后从鼻腔出去。尽可能继续几次这种呼吸，呼吸向下到达脚趾，然后从脚趾回来。可能这样做很难掌握，但请记得你只是尽可能地做，放松地做，充满乐趣地进行。

（7）现在，当你准备好的时候，在呼气的时候，释放对脚趾的觉知，带领你的意识去感知左脚底部——温柔地探索性地觉知脚底、脚背、脚跟（如注意脚跟和席子或床接触地方的感觉）。伴随呼吸的感觉——类似前面所提到的情形中觉知到呼吸，探索脚的感觉。

（8）现在，允许觉知扩展到脚的其他部位——脚踝、脚指头以及骨头和关节。然后，进行一次更深度地呼吸，指引它往下进入整个左脚，随着呼气，完全放开左脚，让觉知的焦点转移到左腿——依次为小腿、皮肤、膝盖等。

（9）继续依次带领觉知和好奇心来探索躯体的其他部位——左腿上部、右脚趾、右脚、右腿、骨盆、后背、腹部、胸部、手指、手臂、肩膀、脖子、头部和脸。在每个区域里，最好你能够带领具有同样细节水平的意识和好奇心探索当前的躯体感觉。当你离开每一个主要区域时，在吸气时把气吸入这个部位，在呼气时放开。

（10）当你觉知到紧张或躯体某个部位的其他紧张感时，你能够对着它们“吸气”——逐步地吸气，觉知这种感觉，尽你最大可能，在呼气时，感觉让它们放开或放松。

（11）心理不可避免地从呼吸和躯体不断地游移到其他地方去。这是完全正常的。这就是心理的所为，当你注意到这种情况时，逐步地认识它，注意心理刚才的走向，然后，逐步地把你的注意力转回到你打算注意的躯体部位。

（12）在你以这样的方式“扫描”全身后，花几分钟把躯体作为整体觉知一下，觉知呼吸在体内自由进出的感觉。然后，慢慢睁开双眼。

（13）如果你发现自己昏昏欲睡，可用枕头垫高头部、睁开眼睛或者坐着进行练习而不是躺着，可能会好一点。

4. 声音正念和思维正念 / 观念头和观声音的训练方法

（1）练习呼吸正念和身体正念，正如前面所讲的那样，直到你感觉相当的稳定。

（2）然后把注意力转移到周围的声音。声音有远有近，有些悦耳，有些刺耳，无论是什么声音，都只是响起又消失，无论是舒心的声音还是嘈杂的声音，你都要注意到，然后放下。

（3）没有必要去寻找声音或者听某一种特定的声音。而是，尽你所能，使你的意识开放，以使自己变得善于接纳从各个方向随时传来的被觉知到的声音——远处的、近处的、前面的、后面的、某一侧的、上面或者下面的。对你周围的所有空间保持开放。注意那些显而易见的声音和那些更微弱一些的声音，注意声音与声音之间的空间，注意沉默。

（4）尽你所能，将声音视为一种感觉。你无须采取任何措施，你可以毫不费力地听见这些声音，但你不必有所回应，也不必评价、操控或者制止这些声音。你甚至不必明白、说出什么声音，试试你能否听到一个声音，却不说是什么声音或不进行重复。

（5）当你发现自己在思考这些声音时，尽你所能将其与直观的感觉特性（声调、音色、响度和持续时间）重新建立联系，而不是它们的意思和暗示。

（6）只要发现你的意念没有集中在声音上，就要温和地承认它转移到了什么地方，然后重新收回注意力，使其重新关注声音的发生与消失。

（7）然后，在你将注意力集中到声音上并持续四五分钟后，停止对声音的关注，转入思维正念的训练。

（8）当你准备好以后，把注意力从你对声音的外部体验转移到你的内心思维上来。我们的思维也许是一些图像、语句，或者是一些回忆、想象或者计划，当你捕捉到它之后，可以尝试去标示这些念头，比如：“想法，想法”“想象，想象”“回忆，回忆”……就这样，当你有意地去觉知与标示这些念头的时候，它们就会像尘雾一样消融在你觉知的阳光中。

（9）观察你的思维涌起和消失，就像观察天空中的云彩一样。注意它们什么时候出现，观察它们在意识之中的逗留过程。最后，看你能不能发觉想法什么时候消失。不要强迫自己产生什么思维，也不要强迫所产生的思维消失。尽力在你自己和你的思维之间创造一个距离、一个空间，看看会有什么结果。如果某种思维突然消失，看看你是否能平和地处之。

（10）有些人发现用如下的方法可以有助于他们将自己的意识集中在想法上：设想自己正在电影院看电影，将想法投射到银幕上，以这种方式关注想法在意识之中的存在情况——你坐着静静观察，等待一个想法或影像的出现。当它出现以后，你便给予关注，并且只要它在“银幕”上，就一直关注。当它消失时，你要不加干预，顺其自然。注意你是否被卷入戏剧场景，登上了电影银幕。注意到这种情形时，庆祝自己的这一发现，然后重新返回自己的座位，耐心等待下一批思维登台——下一幕一定会上演。

（11）观察思维的第三种方法就是，想象你正坐在一条河的岸边。当你坐在那里，树叶从河面飘过，不断地有树叶飘过。把你的每一种思维放在每一片经过你身边的叶子上。静静地坐着，观察树叶飘过。

（12）如果某个念头确实很强烈，可能它会一直在那里浮现，不容易消散，那就请你一直保持旁观者的觉察去标示它，而后这个念头就会逐渐减弱，直到它最终消失。

（13）你可以简单地以呼吸作为观照的中心，如果各种感受纷繁复杂，此起彼伏，那就将注意力尽可能回到呼吸上，如果某些感受、念头或者情绪确实太过强烈，让你无法忽视，那就去觉察它，标示它，保持对它的觉知。但在觉知的同时，保持开放、接纳的心态，不要有任何分辨和评判，直到它最终消失，而后再次回到你的呼吸上来。

（14）就这样，带着精微的觉知去观照呼吸，或者去觉察、感知和标示当下出现的强烈的感受或念头。不必刻意去改变什么，只是温和而精微地去感知、觉察和标示。

（15）就这样，直到你预定练习的时间结束。

5. 情绪正念 / 观情绪的训练方法

（1）练习呼吸正念和身体正念，正如前面所讲的那样，直到你感觉相当的稳定。

（2）然后观察自己大脑中的感觉基调。你的大脑是平静祥和，还是焦躁无聊，你是感到幸福、悲伤还是不喜不悲？看你能否在呼吸时开放地对待情绪。

（3）当你跟随着自己的呼吸时，要留心显著的情绪。如果感觉让你不能集中精力于呼吸时，就将其作为禅修的对象，给它贴个标签，比如，“焦虑，焦虑”“愤怒，愤怒”“烦躁，烦躁”“悲伤，悲伤”……而后尝试体察，看你在觉知它时，这些情绪会有什么变化，是持续一段时间，还是变得更加强烈？或者会逐渐消失？保持对情绪的觉知和观察，不管它最终消失或是始终存在，最终都将你的注意力再牵引回来，去观照下一轮呼吸。

（4）你也可以试着定位那些情绪在身体的部位，这种情绪是从你身体的哪个部位涌起的？你伴随的身体感觉如何？你紧张得心脏狂跳吗？你肌肉发紧、肩膀耸起吗？在定位了情绪在身体的位置之后，例如你发现焦虑让你的腹部有不适感，试着去看看身体其他部位有没有紧张感。例如，肩膀是否因为腹部的感觉而本能地耸起？如果有，就有意识地去放松。

（5）如果发现自己做了个多余的评判（如“我有这种感觉真是疯了”）、责骂，提醒自己出现任何感觉都是正常的，并重新回到当下直接的体验：我现在感觉如何？感觉的本质如何？我的身体有何感觉？

（6）记住，无论我们正在感受的情绪是积极还是消极的，我们只需要集中注意力去感受。如果你感觉被情绪淹没，就通过呼吸正念和身体正念把注意力留在身体上，这会帮助你回到当下。当你感觉安全之后，重新去探索情绪。

（7）就这样，直到你预定练习的时间结束。

6. 行走正念

（1）选择一条你可以来回走动的小路（室内或者室外），这个地点必须安全——不会感到别人在用怪异的眼光看着你（甚至包括你自己也不会觉得正在做奇怪的事）。

（2）站在小路的一端，双脚分开，与肩同宽，双膝放松可以自由地弯曲。双臂松弛地放在身体两侧，也可以双手交叉放于胸前或者身后。两眼直视前方。

（3）把全身的注意力都放在双脚上面，感受脚掌与地面接触的直观感觉，以及全身的重量通过双膝和双脚传递到地面的感觉。你或许会发现让膝盖稍稍弯曲几次能够更好地体验到脚掌和腿部的感觉。

（4）轻轻地抬起左脚后跟，注意小腿肚肌肉感觉的变化，然后继续抬起整只左脚，把全身的重量转移到右腿上。全神贯注地觉察左腿和左脚向前迈进的感觉，以及左脚后跟着地的感觉。脚步不必迈得太大，自然的一步就可以了。让左脚的其他部分也完全着地，继续抬起右脚后跟，体会全身重量落到左腿和左脚的感觉。

（5）当体重全部转移到左腿之后，把右脚抬起向前迈进，觉察右脚和右腿在感觉上的变化。当右脚后跟着地的时候，把注意力集中到右脚。随着右脚掌完全着地，左脚跟微微抬起，身体的重量又全部落在了右脚上。

（6）通过这种方式，一步一步地从小路的一头走到另一头，要特别注意脚底板和脚后跟与地面接触时的感觉，还有两腿在迈动时肌肉拉动的感觉。你还可以把觉察扩展到其他你所关心的部位，比如关注行走过程中呼吸的变化，呼气和吸气分别是如何进行的，有什么感觉。你的觉察还可以容纳整个身体的感觉，包括行走和呼吸，以及每走一步脚和腿的感觉变化。

（7）当你走到小路的尽头时，请静止站立一会儿；然后慢慢转过身，用心去觉察转身时身体的复杂动作，然后继续正念式行走。随着脚步的前进，你还能不时地欣赏到映入眼帘的风景。

（8）以这种方式来回走动，尽量对每时每刻行走中的体验保持完全的觉察，包括脚和腿的感觉，以及脚接触地面的感觉。保持目光直视前方。

（9）当你发现思维从行走的觉察中游离时，请把行走中的某一个步骤作为注意的客体重新进行关注，利用它将你的思绪拉回到身体以及行走上来。如果你的思绪非常焦躁，那么静止站立一会儿，双脚分开与肩同宽，把呼吸和身体作为一个整体进行觉察，直到思维和身体都慢慢平静下来。然后继续进行正念式行走。

（10）持续行走 10 ~ 15 分钟，也可以根据你自己的意愿多走一会儿。

（11）一开始请走得比平时慢一些，让自己能够更好地去觉察行走时的感觉。一旦你掌握了这种行走的方式，就可以稍稍加快步幅，但是不要超过正常行走的步幅。如果你内心感到特别焦躁，那么一开始可以走得快一点，然后再慢慢地放慢速度。

（12）记住在行走的过程中要注意：你不需要盯着自己的脚，它们知道路在哪里；你要用感觉去体会它们的存在。

（13）在你平常走路的时候，也尽量采用冥想时行走的方式。如果你是一个慢跑运动员，当然也可以把类似正念式行走的注意方式带到奔跑的每一步、每一刻、每一次呼吸中去。

7. 饮食正念（吃一粒葡萄干）

（1）首先，拿起一粒葡萄干，将它放到你的手掌上或者夹在拇指与其他手指之间。注意观察它，想象自己是从火星来的，以前从来没有见过这个物体。从容地观察；仔细地全神贯注地盯着这粒葡萄干。

（2）让你的眼睛探索它的每一个细节，关注突出的特点，比如色泽、凹陷的坑、褶皱、凸起以及其他不同寻常的特征。在你做这些时，像这样的（“我们在做多奇怪的事情呀”或者“这么做的目的是什么”或者“我不喜欢这么做”）想法，只是注意到这些想法的存在就行了，将你的注意力慢慢地拉回来继续放到这个物体上。

（3）把葡萄干拿在指间把玩，在你的手指间把它转过来，感受它的质地，还可以闭上眼睛以增强触觉的灵敏度。

（4）把葡萄干放在鼻子下面，在每次吸气的时候吸入它散发出来的芳香，注意在你闻味的时候，嘴巴和胃有没有产生任何有趣的感觉。

（5）现在慢慢地把葡萄干放到你嘴边，注意到你的手和胳膊如何精确地知道要把它放在什么位置。轻轻地把它放到嘴里，不要咀嚼，首先注意一下它在嘴里面的感觉，用舌头去探索。

（6）当你准备好咀嚼它的时候，注意一下应该如何以及从哪里开始咀嚼。然后，有意识地咬一到两口，看看会发生什么，体会随着你每一次的咀嚼它所产生的味道的变化。不要吞咽下去，注意嘴巴里面纯粹的味道和质地，并且时刻留心，随着葡萄干这个物体本身的变化，它的味道和质地会有什么样的改变。

（7）当你认为可以吞咽下葡萄干的时候，看看自己能不能在第一时间觉察到吞咽意向，即使只是你吞咽之前有意识的体验。

（8）最后，看看葡萄干进入你的胃之后，还剩下什么感觉。然后体会一下在完成了这次全神贯注的品尝练习后，全身有什么感觉。

二、探索困难冥想训练

探索困难冥想训练的指导语如下：

请采取坐姿，用几秒钟时间凝神静气，观照自己的呼吸和全身。

坐着的时候，如果你意识到自己的注意力经常被痛苦的想法或情绪所牵制和分散，你可以试着探索一下之前从未观照过的困难。

迄今为止，我们的处理方式都是这样的：无论想法和感觉在什么时候出现让你分神，你都要承认分神的事实，以及思绪的走向，然后从容而坚定地把注意力带回对呼吸或身体的目标的观照上面。

现在，你可以选择新的处理方式，无须把注意力从某种想法或感觉上拉回来，允许该想法或感觉停留在脑海中，然后将注意力转移到身体上，观照所有伴随此种感觉或情绪产生的身体知觉，这些知觉也许非常明显，或者细微到难以察觉。

但是，你要试试看自己能否从各种身体知觉中，辨明哪些是随着上述感觉或情绪的出现而产生的，接着当你认出这些知觉的时候，请刻意把注意力转移到身体受这些知觉影响最强烈的地方，刻意想象自己能够通过吸气把气流引入这个区域，通过呼气把气流引出，就像练习身体扫描那样，不要试图改变知觉，而是探索它们，看清它们。

如果目前你并没有想起什么困难或者担忧的事情，又希望探索这种新方法的话，那么，不妨回想一些当前正在面对的困难，那些你不介意短时间思考一会儿的事情，这些事情不必多么重要或者关键，只要自己认为它们会令自己不愉快即可。

或许是某些尚未解决的烦心事，也许是某次无解或者争吵，也许是让你感到愤怒或后悔的事情，或者是你害怕出现的某种情况，如果什么都没想起来，你也可以选择过去发生的事，近来发生或者很久以前的事件，只要它们曾经让你不快就可以，所以，现在，我们的目的是让一些困难的事情出现在脑子里。

让这些事停留在脑中仔细地观察它们，然后让注意力回到身体上，观照这些事情让你的身体出现了哪些相关的知觉。

看看自己能否进一步观察身体出现的所有感觉，观照这些知觉，特别注意身体感觉最强烈的区域，在这些区域里做呼吸练习，探索此处的知觉，密切观察它们的变化和移动。

注意你是如何对这些刺激做出反应的，以开放的、宽容的心态接受这些反应。

请不要试图改变这些知觉，而是怀着友善的好奇心来探索它们，观照身体知觉的出现和消失，这样做也许会有帮助。

（对自己默念）有这种感觉没有错，无论出现什么感觉，我都能愉快地接受它们。

用全部注意力观察它们，与其一起呼吸，保持其原状，同时记住，你不必喜欢这些身体感觉。不希望它们出现的想法是正常的。

（重复）不喜欢这样的感觉并没有错，无论它是什么，看看我能不能用开放的心态对待它，保持它的客观原貌，这样的话或许有帮助。无论身体有何知觉，随着每一次呼气，你都会以更柔和、更开放的态度接受它们，看看是否可以持续观照这些身体知觉，并与其建立关系，和它们一起呼吸，与之共存，允许它们保持原样。

如果你察觉到上述知觉消失了，那就自行选择，将注意力转回呼吸或者继续探索，再次想起同样的困难事件或者新的问题，当它们出现在脑中，允许它们停留，然后注意观察身体受到何种影响。

现在将注意力拉回到呼吸上面，观照气流进出身体的感觉，任何明显的或者细微的感知都不要放过。

然后结束探索困难冥想训练，为自己进行这次体验当下的练习庆祝一下。祝愿一切都祥和安宁。

抑郁患者的“禅疗”康复日记

一、临床特点

孙先生，33岁，有抑郁病史10余年，长期服用抗抑郁药和“安眠药”，但症状反反复复。平时感觉精力差，容易疲劳，睡眠差，情绪低落，严重时难以坚持工作，整天卧床，春夏交替和秋冬交替时症状加重，曾在多家医院诊断为“抑郁症”。由于长期服药导致肝功能异常，被人介绍到台州医院心理卫生科尝试“禅疗”。

来访者的心理评估结果显示：

（1）应付方式问卷中各因子的倾向性：解决问题分0.17、合理化分0.73、自责分0.80、求助分0.00、幻想分0.90、退避分0.70（因子分越高，提示该倾向越高）。

（2）90项症状清单（SCL-90）：躯体化、焦虑及偏执因子分轻，强迫状态、人际关系敏感、抑郁、敌对及精神病性因子分中等，其他项目（主要包括睡眠饮食）因子分重。

（3）明尼苏达多相人格测验（MMPI ）：提示为24/42模式：这类个体常因一事无成感到受挫，不满别人的责怪，内向，被动依赖，适应不良，对自身不满，不善社交。他们虽然想获得帮助，改变现状，但往往不能坚持心理治疗，故治疗预后不佳。

（4）房树人检查：

性格内向，具有逃避倾向，隐蔽性地与外界接触（间接性的接触），过分地自我防卫，警惕；不爱交际，并且避免必要的社交活动，精神动力下降，具有无力感；有明显强迫倾向，潜意识中有虐待性倾向；具有敏感多疑、焦虑不安或过度自控、自恋性的心理防御机制；提示活动性比较强，既注重现实又有某些空想，潜意识中具有攻击倾向；自我软弱无力，对外界具有不协调感，情绪低落和抑郁；在日常生活中，为了完全实现自我满足，反而失去内心的安定；显示对现实的逃避有关，被动，依赖，追求母爱和支持；缺乏自信，适应不良。

与上述心理测评结果相仿，来访者一直较崇尚儒家文化，且深受其“洗礼”，在“禅疗”的开始阶段“抵抗”较多。下面从其部分日记来了解“禅疗”是如何促使“抑郁”的他发生蜕变的。

二、治疗开始阶段

（一）活在“中国式”的“人学”之中

孙先生尽管“抑郁”，但几乎会每天总结自己的行为，把“中国式的”的“人学”作为自己的人生核心理念。下表是其典型的总结方式（整理来自他的日记，【 】里的内容系医生的批注，下同）。

	2016.5.5	2016.5.9
学	最近一直在坚持看书，《二号首长》《诗经》《古文观止》《古代汉语》等让我受益匪浅。闲暇时间运用得不够充分，要珍惜时光，多学习，好好学习，不断提升写作水平，**做人做事的水平。** 【做真实的自己更好！】	近几日学习了《古文观止》《古代汉语》，研习古文共6篇，《诗经》的学习停滞，以往所学的10篇也有些记不周全，今天下班路上着重复习了一下，逐篇强化记忆。【您这么做的目的是什么？是为了提升自身的文化修养，还是为了别的目的？探索一下自己的内心吧。】《二号首长》第三部也看完了，三部小说看下来，更加**体会到缄口、三思、硬气的重要性，**在这里，要提到一个特别浪费时间的恶习：刷微信、看手机要杜绝，把有限的时间用在有意义的事上。 【看一下**禅家的**“平常心”“直心”吧！】
身	最近几天感觉很不舒服，晚上、中午睡得不踏实，心中有些慌乱，心神不宁，却又不知为何，饮食也有些少，尤其中午，有点吃不下去**饭的感觉。可能是受天气及人际的**影响，从中看出自己的**抗压能力有些差**。得多加注意身心协调。 【所谓压力，是指在做自己不喜欢的事，潜意识在反抗呢！】	最近状态不太好，受工作、情感、天气多重因素影响，休息得不好，睡眠存在问题。锻炼也少了很多，接下来生活节奏要恢复正常。 【生活还有固定的模式吗？】

续表

	2016.5.5	2016.5.9
际	最近教训最大的方面缘于此，**做人太过实心眼，**往往事与愿违，欲速而不达，尤其面对心仪的人时尤为明显，事有不顺，挫折感便极其强烈。归根结底，**在于自己过于急躁，**又不懂得顺其自然、循序渐进的道理，同时缄口的原则没有很好地坚持，被人猜透。【看来你一直在做“别人眼中的自己”，把真我丢失了！】	**要克服急躁的情绪，**无论是交朋友，还是做工作，都要含蓄、隐忍，底牌切不可一次性出完，否则吃苦又不讨好，这样的教训已经很多了，要严重关注同样的事。【如何做呢？这与“正念”的理念相违背啊！】
事	（同上）犯了同样的错，做事急躁，不知含蓄内敛。保持距离的精妙之处。最近事情总结出的教训是：1. 遇事不惊，勿发作【你是“超人”吗？去体验负性情绪存在时的感觉吧，学习与其共处！】2. 对人保持距离，要宽容。3. 做事待人要含蓄，尽在不言中，意会不言传【你的道德理念（超我）太强了，但缺乏体验情感的能力，这或者是你长期“抑郁”的原因所在！】	说过不能溺于小事，但有个教训还得从小事说起：昨天得知王结婚，李明（化名）要送她花草，***得知后心中一阵后怕：***一直信任王，有几次差点把***对XX的不满表露出来，***由此可知，***绝对不能在人前表露我对人、物的喜怒，***要永远不让人摸透，心存敬畏，交朋友固然重要，但保持神秘与内涵同样重要。教父说得好：要让朋友低估你的优点，敌人高估你的缺点。（世界上最天然的优势）。【你在努力“做人”，但没把自己当人，所谓“人”就是有情绪的，看部电影《撕裂的末日》！】综上，缄口是最简单有效的方法。【玩这些不累吗？抑郁或许在提醒你：累了，换种方式活一回！】
质	多躁，不够温和，诸事慢作。	放慢动作，优雅从容一些。【那就少讲道理，跟着《与自己和解》中的90、104、112页内容练习正念吧！】
自省	关于缄口、三思、硬气 【“哪里有压迫，哪里就会有反压迫”，你在意识中不断压制，潜意识或许要反抗的。】 几个月以来，弦时有松懈，高兴的时候少，煎熬的时候长，经常犯同样的错，内心愁苦不可追悔，甚或被人摸透而被当枪使，实在不	缄口：无话可说的时候，还是什么话也别说。 三思：做事要想好，没思考就勿动作。

续表

	2016.5.5	2016.5.9
自省	应该。【我们能做的是“平常心”和“真诚心”！】 缄口：面对同事时还好，大部分时间都能缄口，面对家人，妻子或孩子，就难以克制，屡屡祸从口出，实为小事，干戈大动，生活做事的成本太高。【你这缄口并不说明你修为高，只是在试图逃避“人际关系”而已。】 三思：做事动而后谋，屡犯错而不知自省。【你是“省”得太多了，已经不知“顺其自然”为何物了！】 硬气：老毛病，不知戒急用忍，对人太好，太客气，狼性不够，要硬气。【其实“狼”对同伴很好的！】	【缺乏情感支持的思考害多益少。】 硬气：切忌发火，同时，理直气壮的事，也要毫不客气，不必顾忌别人的感受。 洋洋洒洒讲了一大堆，究其要点，唯缄口事是。【如此下去，还能成为“人”？】 从缄口入手，做事多思考，要保护好自己，切勿冲动用事。两害相权，避其重者。【是否“我相”太重了？】

（二）生活在刻板的“塑形”之中

孙先生有记日记的习惯，而且非常具体。下面举几天的日记来说明。

2016.5.11　星期三　多云

近几日一直为工作（指标）所扰，身心有些压力。今天上午、下午带同事去处理故障。企业绑定电子平台，虽收效甚微，但通过努力，**终究还是让指标向前移位了些，**心中的不安消减了很多，几天来终于有了踏实的感觉。行动战胜恐惧，此言实不虚。【你为了指标而活着？这背后或者是一种自卑感在作怪？】

最近几日刻意同同事保持距离，冷漠的礼貌。一切尽在不言中，这段非分的想法，自年初发端，纷扰四个月之久，泡沫破灭时令人从中失落无以复加，但必须痛定思痛，斩乱麻用快刀，好在过去几个月仅仅是付出过当，给人留下了傻瓜的印象，其他方面确无损失，倒也无大碍。教训弥足珍贵，必须认真总结，杜绝犯同样的错。【你的潜意识或许通过生病来

提醒你：去体验自己真实的情绪，而不是“用一方想法压倒另一方”。】

2016.5.15　星期日　晴转大雨

最近几日身体困乏感显著，睡眠的时间很长，今天上午睡到九点半，下午睡到四点半，**耽误了好多学习、看书的时间，**【你不会欣赏生活？学习、看书的目的是啥？】最近心态有些乱，显得比较浮躁，静不下心来看书，状态持续时间越长，对刚刚开始的健康生活方式越不利，要顺其自然地改变。要做的事太多，时间太少，更要学会抓住主要矛盾，咬定青山，抓铁有痕。

最近列出的书单：《诗经》**《古文观止》《古代汉语》**《二号首长》《刘墉》《教父》《明朝》《少帅》《闽南语》。其中**《二号》**已看完一遍，**《教父》**之前已看完。**《刘墉》**正在看第二遍。**《明朝》**已看完第二遍，尚没有第三遍的计划，**《诗经》**有点停滞，**《古文观止》**的学习已延宕数年，**《古代汉语》**近日也有所迟缓，今年内要研习完《诗经》，并背会其中大多数篇章。

《古代汉语》《古文观止》交替进行，保证每三天（或两天）学习一篇。最近阶段的读书：《教父》《诗经》《古代汉语》，其中《教父》要做好笔记，《诗经》要注重背诵，《少帅》每天抽空看一集。【人际交往不是学习来的，是用“心”的！】

2016.5.23

1. 昨日计划完成情况

（1）业务 班长办公室 √　上午一直克服疲劳，跑现场，下午业务办理，一直未闲着。

（2）诗经《氓》背诵 √　下午、晚上硬记，大体上背了下来。

（3）《王守仁》2篇复习 ×

（4）锻炼 ×

（5）《教父》看20页√

（6）日记√

总结：硬气、业务

2. 今日总体评价

早上依然困乏，坚持起床，上午出去干活，（困了就出去干活，分散注意力），克服疲劳的效果很好。中午按时休息，睡得不好，依然坚持躺够时间，下午也是克服畏难心理，将几个任务分派给了各位同事，待在班长办公室，了解业务。晚上和同事吃了饭，由于家务，九点才闲下来，看书、学习，今天的计划没有全部完成。

今天总体情况较好，计划执行得力，主次分明，特别是克服畏难情绪，完成了工作中的任务。值得肯定。

业务的学习仍是重中之重，绝对不能本末倒置、顾此失彼，硬气于今做得也很好，于别人，则分内之事强力推加，无有雍蔽，于自身则克己之弱，杜绝犯错。虽屡有动摇，但一再提醒自己，同样的错，不要再犯了。一日之内，数度挣扎，内心之煎熬，实难为人道。但还是要克己复礼，常道而行之，切不可越界，尔其戒之。【你想干啥呢？活在要求中，体验不到真实的生活，你希望这样过一生？】

3. 明日计划

（1）作息：10点半休息。

（2）业务：点击营销系统、班长办公室。

（3）《氓》《王守仁》看1篇，锻炼、日记、总结、《少帅》看1集

另：如闲，《诗经》已背篇章重释义。

2016.5.25

1. 今日事

早上还是起不来，对睡觉有一种病态的依赖，**本质上是一种逃避现实**

的心态所引起，因上午单位有运动会，自己作为领队不能迟到缺席，于是挣扎着去了。上午在现场忙碌，也不觉得累，内心也踏实了一些。【你用忙碌在逃避，逃避啥呢？】

中午回家休息，依旧睡不踏实，心中想起事就波澜迭起而心惊阵阵，一中午没休息好。

下午在单位处理工作，一开始心中烦躁，慢慢地干活时，心也逐渐平和下来，下班后和家人一起吃饭，去超市，疲倦但心中充实。

晚上复习了《诗经》部分学习过的篇章，对其释义重新看了一下。又看了王守仁先生的《瘗旅文》，记得第一次看时心中很有悲悯之感，联想到王守仁先生当时的处境，其文其情宣泄有力，闻之悲哀悯切，是每个陷**入人生低谷时的人都应该看**看的文章。【你学习的动机是什么呢？】

总之，**带着痛苦做事，**当前的形势不进则退，马虎不得，必须咬牙顶上。【如果最后发现这些事根本不是自己内在喜欢的事，那咋办呢？】

2. 业务、硬气。

今日忙于其他，业务未有学习。

硬气也未有长进与退步。（或曰：克制住了对**丰之念头，**有进步）

3. 明日计划

（1）休息、硬气√

（2）业务、营销网、班长√ ×

（3）《古文》新学 1 篇√ 、《诗经》背 2 篇 √,《教父》读 30 页√

（4）日记√、锻炼√

2016.6.11

最近几日因为工作的事，忧心忡忡，休息时一直在想，假期也没休好，昨晚跑去单位加班，把最近所有工作都整理了一遍。八点多走出办公室，心中踏实了许多，再一次**对行动战胜恐惧，**这句话有了深刻的体会，

以后遇事还会有畏难情绪，但只要能动弹，咬牙也要顶上去。【如此，潜意识会变相来报复的！去体验一下鲁米的诗《客房》试试！】

行动战胜恐惧，决不拖延。【意识中的保证许多时候是无效的，“抑郁”或许是在告诉你：以前的生活模式和思考问题方式出故障了？】

经过这几天混乱无序的生活，今晚开始要恢复秩序，锻炼、作息、工作、学习要坚持不懈，尤其是当下，恢复作息，少睡觉是最大的错误，切记，慢慢克服，坚持做几天，一切就会恢复正常。

明日计划：

（1）早起。

（2）工作。

（3）硬气。

（4）《诗经》《古文》复习。

（5）《闽南语》，（6）锻炼。

6:00 ～ 6:30 早起

6:030 ～ 7:30 出发

上午：工作

下午：工作

晚：锻炼，阅读《诗经》《古文》《教父》，记日记。

三、进入“禅疗”角色之后

（一）“禅疗”初期

孙先生在进入“禅疗”角色之后，开始用“禅学智慧”分析自己，并尝试“正念练习”，探索自己内心深处所压抑的内容。下面举一些日记的内容来说明。

2016.6.13

心中有一种**深深的无力感，四顾茫然，无所依依**的感觉，上午一直躺到12点，吃了抗抑郁药和安眠药，醒了睡，睡了又惊醒，这种状态实在令我六神无主，一至四月间的积极上进荡然无存，现在感觉非常疲倦，只想睡觉，一点做事的热情也没有，这种令人绝望的循环已经在过去的十余年间发生了很多次，情绪的波动令人状态失稳，做事易走极端，至今也难以战胜病魔，困于所溺，难以自拔。【你的忙碌或许在逃避潜在的“孤独”“无意义感”？】

想想禅宗的教诲：**人生本苦、无我、无常、平常心，**自己**似乎对心中的苦太过于关注**了，以致舍本逐末，忘记了人生本苦的本质，贪、嗔、痴三毒的侵害日益深入，相作于心而恶性循环，心乱了，于是一切都乱了，不了解人生本苦的本质，**一味地拿现实和理想中**（或曾经）的状态做对比，于是落差越大，心境越差。【能认识到是很不错的，如果能从“思维”层面转化至“情感”层面的领悟，那就离好转不远了。】

《与自己和解》第15页反思：我**一定要振作起来，**这句话在心中构成了逆反作用，如同书中所说，我一定要振作起来（即，对眼镜蛇的攻击）。

《与自己和解》第15页你将注意力放在了你目前状况，与期望目标的差距上，而你对差距的关注进一步强化了差距的严重性。

禅学三苦：坏苦、苦苦、行苦（事物迁流无常，不能久留而引起的痛苦）。

分析当下，应为行苦所累，贪（顺利）、嗔（忧怒于现状）、痴（不明现状）三毒困住心智。

病不是你，你也非病，首先坚信痛苦并非自己本性的一部分，然后借由某些方法（做事）除掉痛苦。

明日计划：工作、修禅；上午：工作√、禅学 ×，晚上：锻炼 ×、修禅√

下午：同上√【禅只注意今天的事，暂不管明天！】

201.6.14

早上6点30分闹钟响起，40分起床，困倦比之昨天少一些，吃饭，饭后因为公交车时间点，又躺了10分钟，坐公交车上班，一路睡着，7点50到单位后，依然心无着落的感觉，于是去宿舍睡了40分钟，8点30上班，其间开始工作，无依着时便抄写《党章》，内心开始安宁了。

想想昨晚禅宗所说的关于困难的眼镜蛇比喻，处于我这种状态，对困难存在逃避心理，越逃避越焦虑，于是恶性循环，心中更加无着落，面对困难就应该像面对眼镜蛇一样，**既不逃避，也不去对抗，**顺其自然地做。【说得是，用心去体验！】

现摘录如下：看过《与自己和解》第122页“烦恼即菩提”，心中有所悟。再联想第124页、第126页中两个案例中关于眼镜蛇的论说，心中顿时轻松了好多。最近一个月来（实为一个半月），心中时有无依无靠、无支柱的感觉，特别是早起时，一想到去单位后也无事干（实际事很多，也有一心回避的事），空虚的感觉很强烈，心中空落落，于是躺下继续睡，又睡不踏实，一直想着单位的事，心中更加忧虑无着，于是更想睡觉回避，如此恶性循环，愁苦不可追悔。【不谴责自己，去拥抱这种感觉吧！】

现在回想这一次次不愉快的经历，一次次沉迷，一次次追悔，而又不能自拔，**太过于关注心中无依无着的感觉。**其二，对困难的事（主要是工作），存在回避态度。以上两件事不能做到顺其自然，就像面对眼镜蛇，对第一个感觉“无依感”是攻击，第二个感觉（困难的事）是回避。同时存在两种行为，近十多年来的困境大概就因为这两点。

好在亡羊补牢其时未晚，现在要时有反省，多做禅悟，对策：①**不要多想**“心无依”，②遇困难顺其自然去做，不念其难，也不念其不难。【可以想，去拥抱这感觉，正所谓“想归想，做归做”。痛苦时学会停顿，试着与不良的念头和情绪和平共处！】

顺其自然的原则，实在是做人做事的至高法则。【如何做到呢？这里的顺其自然是指“平常心”，而不是“圆滑”。】

明日计划：上午：工作，《诗经》复习，《古文》背《岳阳楼记》√、《教父》×

下午：锻炼 ×、参禅、日记

2016.6.15

1. 近几天过得较轻松，早上 6 点 20 闹钟响起，50 分起床，收拾好后，坐 7 点 10 分的车到单位，心中困倦依旧，但没有去睡（同时，坐车路上也没有睡）。到办公室后开始抄写，上午、下午都在忙，同时也**在锻炼自己少讲话、硬气，**一整天感觉很好，面对心中无依的感觉，像面对眼镜蛇一样，不去对抗，也不去回避，顺其自然，为所当为，中午认真背了《岳阳楼记》。【正念是一种体验、旁观，不只是刻板的“禅定”训练！】

2. 关于禅修：本来打算在办公室看看禅的，结果发现办公室的环境又不适合心悟，不够安静，还是晚上在家参悟较好。

3. 今天感冒，晚上回家没有看书，看电脑许久，浪费时间，心中有些后悔。【看来禅学中的“接纳”有待练习】

4.《岳阳楼记》√：庆、腾、越、忧、满目萧然。

2016.6.19

最近几天感冒，泣涕横流，一直没有学习和修身。

今天看完了《教父》，这已经是完完整整看的第二遍了，**电影更是不计其数了**。【为何呢？】

“一个人只有一种命运”——这是迈克在流亡西西里岛时，时时想起并理解的其父的言语，结合现今的禅修生活，更是深有体会，做事要顺其自然而为，不可强为，简而言之，就是顺其自然。

顺其自然就是做人、做事不可违忤常理，被其他物牵着鼻子走：聚会时有人谈笑风生，引得众人笑声连连，于是你也上去搞笑，应者寥寥，搞得场面尴尬不堪，职场上为虚名，他人逐鹿四野，你也按捺不住，不顾实力、处境而应战，强意为之，结果败得一塌糊涂，得不偿失……这些都是生活中常见的例子，被人牵着鼻子走，要认清自己，有所为而有所不为，做本分的人，做自己擅长的事。【那就去做吧。】夫唯不争，故天下莫能与之争。也即是**"一个人只有一种命运"**。【禅学中没有命运，只有当下！】

禅：烦恼即菩提

皆令自悟自解

自悟：顺其自然

一个人只有一种命运

夫唯不争，故天下莫能与之争

眼镜蛇的故事

明日计划：《古文》《诗经》《闽南语》锻炼、修身。

2016.7.4

早上5点起来，比较清醒，又闭着眼睛，一直睡不着，7点多时起来，困倦难受，上午、下午一直在忙碌，内心充实而快乐，下午下班时，在公交车上**忽然想起往事，心情一下子沮丧起来，**难过的心情再次占据身心，回家后**一直在找删除的图片，未果，**困倦之下，喝了三杯酒，感觉有些高了，晚上在床上躺着时，又接到单位电话，明天有工作要去做，心中又是一阵烦躁。

过了一会儿，心境平稳了下来，经历了太多阴郁的时光，整个人变得谨小慎微，工作中的事常感觉困难重重，一直萦绕怀中，加之最近两月的人和事，更是低落消沉。【你的忙碌或许就是逃避"往事"，但是逃不了的，得去面对，能说具体些吗？】

心中对他还是有挂碍的，闲时，见实物时易触景忆往昔进而伤情，目前也只能顺其自然，由时间去冲淡一切，遇事别太过于上心，工作的事，应付而已。

“任时光的流逝，来洗涤旧迹”鲁迅《为了忘却的记念》【在心理学中，这是洗不掉的，它仍在心底某处，唯一的办法是不逃避，主动地去拥抱、和解！】

2016.7.27

早晨6点20起床，6点30去上班，到单位后忙了整整一天，上午迎检查，下午开会，过得比较充实，4点30闲下来后，开始写日记，真希望这种积极、**忙碌的状态能坚持下去。**【为何呢？这可能依然是一种逃避。】事已至此，人生不再追求虚无的东西。一个人只有一种命运，尽心而已，重在过程，活在当下。

这几天内心时有纠葛，同事背后的中伤，实在无关他的事，背后闲言碎语，心里时有愤恨，时有宽容，要看淡这些，做重要的事，而不是陷于这种无意义的事。况且《教父》早有教诲：**永远不要动怒，绝不要威胁，要讲道理。**他认为威胁是最愚蠢的自我暴露，不假思索就释放怒火是最危险的任性表现。【你是“超人”？】

前晚再看《与自己和解》时，书上说：遇到应激的事情最聪明的反应就是“按兵不动”，有些道理。

2016.8.14

上午一直睡，到9点50才起，心情平静，上午、中午一直闲看手机，浪费了大量时间。指标的事落实了，心中轻松许多。

中午2点多睡觉，一直睡不着，加上陈陈（化名）醒得早，3点30就起床，陪家人一直坐着。

下午关于线损工作业务的书寄到（上周末因为线损指标的事，接了副局长 ××× 的7个电话，言辞严厉，因实在不会，无处下手，一周来为此煎熬不已）。晚上看了这本书，内心轻松，豁然开朗，为一周来未有之轻松，解决问题，还是要多动起来。诚如《与自己和解》第 80 页所载：躲避是神经症患者最为常用的应付危险的方式之一，也是其久治不愈的重要原因之一。正念、禅修鼓励你“靠近”那些你想避开的场景、行为或事物，它邀请你以友善和感兴趣的心态面对最困难的精神状态。这次的事，可以作为范本激励未来。

另：周五晚看见 ××× 的照片泪雨滂沱，后又向妻子倾诉了近时期身心的煎熬，然后心中有一种轻松的感觉，不知是否巧合，周六、周日心态较为平静，不再有绝望的感觉，对明日的担忧还是有，但心中告诫自己，活在当下即可，过好每一天。

明日计划：业务 ×、工作√、日记√、禅修、《刘墉》×、少睡√

2016.8.21

昨天去单位加班一天，困倦，中午睡得好，很舒服，晚上回来后陪家人。

今天起床后一直很困，躺回去又睡不着，经妻子劝说，一直挣扎着不去睡，中午吃过饭后，1 点上床，睡不着，一直到 1 点 50 多，索性由它去吧，睡不着干躺着也行，竟然睡着了。梦见自己的大学岁月，梦中的自己心情沉重，孤立无援，心中很是难过，一个小时后醒来，心中挣扎了一会儿，决定去跑步，去台州学院，得知因某峰会，封校不让进，于是转头去高职校（电大）。操场也关闭着，于是绕校园跑了两三千米，很困，两腿发软，于是便回了家。内心没有轻松的感觉。

晚上在家和陈陈（化名）玩，想想**令人窒息的生活，心中烦躁不堪，**陈陈以为我对他发火，委屈得哭了起来，我心中一阵难过，**这样的身心煎熬已持续** 13 年之久，何时，以何种方式结束？是一个令人不敢去想，一想就绝望的事情，半死不活的状态，消极难以快乐的心境，一点点蚕食我

对生活的勇气。但是困境还是要面对的。【能讲具体些吗？忘了“人生本苦”和“无常”了吗？】

今天反思了一下自己的经历，情绪的周期不规律波动是否同身体状况有关？日记里通篇都是疲劳二字，也许不仅仅是心因性的，器质上的疲劳也的确存在，每天实际的休息时间很短，饮食欠佳，焦虑太多，这些都是导致疲劳的原因，十多年了，算上初中熬夜学习、休息不好的经历，已经十七八年没有规律且充足的睡眠了。身心已经紊乱，积重难返之下，想调节回去实在不是一朝一夕的事，所以还是得慢慢来，从生活规律、心理调节入手，点滴努力，恢复健康。

按时作息：22:30 ~ 7:00，13:00 ~ 14:00

饮食：中庸，不过，细嚼慢咽

日记：记录本人心路历程

修禅：每天 30 分钟 【“饿了吃饭，困了睡觉”】

锻炼：每天有一定的运动量

透支健康的恶果，我的体会来得比谁都深刻，身体的不适有连带影响了心境，受损的神经功能又进一步导致失眠、焦虑，身体更加虚弱，恶性循环有十多年之久。

当前最大的困倦，心境低落，困倦、焦虑。

进入 6+1 ＜ 9 小时　修禅√　锻炼√　日记√

2016.8.23

上午所里有检查，早上 6 点 50 从家出发，7 点 25 就到了单位，一上午都在迎检，上午有些困（生物钟如此，每天晚上九十点钟多时比较精神），送完检查组后，中午 1 点休息，没睡着，躺到了 2 点 30，下午又是工作，一天过得很充实。

今天心态算平稳，略低落一点，平常心对待即可，不要太过于关注明天，活在当下，充实地过好每一天就很好了，今天，我给自己打个优分。

十多年的经历，导致身心变化较大，想恢复并不是一朝一夕的事，慢慢来，正常作息，注意饮食，禅修，日记，锻炼。

最近几天的状态，比之十天半月前好转了很多，这就是了不起的进步，要平常心对待，放下执念，一点一滴地恢复。

今日：7+1 < 9 小时 修禅√ 日记√ 锻炼√ ×

禅修心悟：最近几天的禅修，比以前最大的进步，是能坐得住了，不再盼着结束，逐渐适应了禅修，但观呼吸时杂念较多，思想经常乱跑，禅说顺其自然，不要着急，温和地坚持就好。

忍受症状，为所当为——森田疗法

【你有进步，这是值得祝贺的事。下面几点是以后需要注意的内容：

1. 具体描述太少、太含蓄。

2. 你在用忙碌、刻苦补偿以前的失败，逃避潜意识的无意义感、孤独感。

3. 人不是去学习做别人，需要做真实的自己。

4. 需要与内在的自己和解，不是用正能量对抗负能量。

5. 把正念融入生活中，体验生活。

6. 太强的理智代替不了情感生活。

7. 概括性语言太多了。

8. 保持“平常心”“直心”就好，“人”的形象不是打造出来的。】

（二）“禅疗”第二阶段

在经过一段时间的“时时勤拂拭”之后，孙先生的“抑郁”明显改善了。下面举一些日记内容来说明他的进步。

2016.10.27

昨天约好的去台州医院心理卫生科看病，早上又爬不起床了。睡不着，但又非常不想起床。于是**跟单位撒了谎**，请了上午的假。躺了回去，

在床上一直到10点多才起床。吃了饭，头昏昏沉沉地赶去临海，感觉非常的不舒服。【敢“直面”吗？】

中午1点多取了挂的号，1点20见到了包医生，开始了今天的咨询。包医生拿过来我上次（一个月前）给他的日记，一页一页开始讲解起他的批注（晚上回到家后，我跟妻子讲了包医生仔细看了我写过的日记，足有半本的内容他都认真看过并写上了自己的评语。妻子听了**很感动，**说包医生真好，是**真的把病人当自家人看待的**）【这只是工作，需要探索，拿给老婆看的目的是？1.希望同情？2.证明自己的情况属实？……】

包医生将日记中的评语一一讲解给我听，我的日记里充斥**太多“假我”的东西，一心想做的自己并不是自己真正喜欢的**。每天将自己强迫在计划中，**像机器一样地驯化着自己**。【把自己刻画成“木乃伊”！】身体的种种不适正是身体对自己行为的抗议。在讲解的开始，我**并不认同**包医生的话，心中充满的是对身心现实状况（疲劳、绝望、无力感）的关注与焦虑，**只想着早点解脱出来**。【森田正马说：越想摆脱越不能摆脱。首先需停下来看看，处理问题的方法有：1.战斗，2.逃跑，3.停下看看。】可是**听着听着感觉他分析得很对**，特别是我每天强迫自己去做不爱做的事，又想着成为世俗世界中所谓的成功人士，内心的冲突随着躯体的不适而愈发强烈——“**接受你的情绪，**【是的！】像客人一样对待它，尝试几天跟以往完全颠倒的生活”，包医生对我说。从医院回来后，我心里想着的一直是“冲突”二字。

回想这几十年，自己所遭遇的冲突：理想与现实、幻想与现实、身与心的冲突被一次次强化，状况愈发恶化，而自己浑然不知问题的根源。【“人”只是一种存在体验，是棋盘而不是棋子！】禅学中所谓的贪、嗔、痴三毒，我这种情况应该就是其中的“痴”，无明故而一错再错。“人生之所以不快乐，是因为追求错误的事物。”想到了这里，心里好受了起

来——**我把功名看得太重了。**【从心底实践、体验生活！首先需要识别自己的情感成分！】

晚上回到家，临睡前做了观呼吸。

2016.10.28

早上依旧起床困难，7点40多挣扎起来，吃过饭后去上班。

工作一如往常，**麻烦事不断：**电费回收、电表更换……方方面面都要协调。有好几次心里都是很急躁，特别是正在专注做一件事时，别的事又来烦你。但想想，何必呢，**工作尽力去做就行了，**能力、精力有限，不可能所有事情都面面俱到。于是安下心来，顺其自然面对工作。上午心里相安无事。【试着“正念”地去做！】

中午午休，只睡半小时，其余时间则找了部**喜剧电视看了看。**【想补偿？】想想自己错过了**太多应该有的乐趣。**【人生没有应该，只有当下体验！】

下午工作时，又遇到了**麻烦事：**有一用户因为和房东的纠纷，十万多元的电费不交，后天就是电费回收考核的最后一天了，到时间收不回来每人都要扣奖金，个人收入损失有点大，而我是**第一负责人。**【真收不回最坏会如何呢？】与以往不同，这一次我没有太多焦虑，**“尽力去联系回收，尽力就好”，**我告诉自己。【是的！】经多方努力，仍然回收无望，我心中坦然了，给领导汇报完后便不再想这件事。这**对我来说是一次进步。**【是的，挺好！】

另：今天尝试了**“颠倒”的生活，**前一天没有制订今日计划，从早上到下午的工作也没有太混乱，**内心反而安宁许多，**不太忧虑于工作。这是一次进步。【好！】

晚上回家，把刚寄到的光疗灯（包医生推荐的）插了电试了试，光线很柔和，比想象中要好，灯比较大，打开一会儿后，灯管亮度达到最大，像阳光一样铺满了房间，有点像黄昏时的日光，暖暖的，整个人一下子心情好了起来，真是神奇。

2016.10.29

周五一天心情比以往安静了一些。工作中的事**顺其自然地去做。**【继续实践，平常心，心甘情愿！】焦虑也少了很多，就是有一些疲劳。今天早上本想早起，改变晚起床的习惯，但转念一想，何必太过强求，做自己想做的事。于是睡回去，睡了一上午。起床后心情很愉快，以往周末总要想工作中的事，这次没有，内心平静很多。

周三从包医生那里回来，遵医嘱，看了《与自己和解》第94、104、112页的内容，日常生活中的正念练习，做饭也是其中之一。【继续练习！】周五晚上、周六晚上都自己做了饭，洗菜、切菜、炒菜、煮面，**注重过程，不讲究速度**。书中写道：做饭涉及视觉、听觉、嗅觉、味觉和触觉。想想做菜的各个食材：肉、洋葱、西红柿、土豆、辣椒，颜色、气味、手感各不相同。我在做饭的过程中用心体会，专注地去做，享受过程。【那就去练习吧！去体验吧！】

2016.11.19

11月3日开始观呼吸、观躯体，心身状态一直不好，尤其是心理，一直焦躁、低沉，整个人非常消极。中午在休息时（其实每天中午都睡不着，都是醒躺着的），**心想反正睡不着，于是克服心中的不敢直面困难的回避情绪**（一直在回避，观呼吸、观躯体都没做过），开始做观躯体，按照包医生之前发来的音频，一直做完了，整个过程45分钟，做完后略有些轻松感。【好！】

晚上回家后，又**自己做了饭，切菜、做菜**、吃菜时一直尽量专注，**体验过程**。【好！】【只是去体验，去生活！】晚上9点按照包医生所发的音频内观呼吸，坚持做完了48分钟。——以前自己做时，一般都只做20分钟。这次时长远超以往的纪录。

从 11 月 3 日开始内观呼吸、内观躯体，每天都坚持下来了，周六、周日也不例外。至 13 日，中午 40 分钟观躯体，晚上 40 分钟观呼吸。13 日以后至今，因中午休息的床被单位收走了，集体宿舍人进进出出又不方便做内观，只在晚上做了 40 分钟的观躯体。

今晚对 11 月 3 日内观以来做一下**总结**：11 月 3 日前，心理状态很不好：

1. 早上起不来床，经常一睡一上午（跟单位请假）。

2. 上班后工作任务多，心里经常焦虑不安。

3. 担心以后人生的路该怎么走下去，每天都这么半死不活的，看不到任何希望。

4. 十多年了，大脑反应迟钝，一思考就发晕，无法正常理解工作任务和别人的话，**导致跟上级沟通时对我有不满**。【不都过去了吗？只要体验即可！别人的评价有那么重要吗？】

11 月 3 日开始内观后：焦躁、低落的情绪一直还在，坚持三四天后，开始有了一些变化。中午、晚上做完内观，心里开始变得轻松了。有一天中午工作中发生了事，**心里乱极了**，绝望、焦虑的感觉充斥心头。【只要让其出来即可，这是一种情绪能量！】然后做了 40 分钟的观躯体，心里轻松了许多，不像做之前的心态了。这样的事后来又发生了几次，每次心态都能在内观后平和下来。慢慢地，在平常的工作、生活中，我参照包医生的新书《唤醒自愈力》第五章中所说，每当负面情绪来袭，我就对自己说：负面情绪不是你，你也不是负面情绪。以一种旁观者的心态去看待它，每次心态也就慢慢安静下来了。这是做内观以来的一个显著变化。虽然每次不一定都能有好的结果，心境也会不时地绝望、焦虑，使我一时难以招架，但现在至少能在事情过后继续坚持内观。包医生的书里提到坚持内观八周效果会很明显，我要坚持。【这就是有效行动，减少欲望！】

这个星期（14 日）开始，周一到周五只做了晚上的内观，中午因单位不方便而没做内观。一周来，工作任务繁重，但令我欣喜的是心态没有像以前那样焦虑，工作中的问题一个一个都解决了，心中开始有一些成就感了。只是在周五，**没有任何缘由，**【潜意识中仍有“缘由”的，只是不知道而已，有待继续探索。】下班后心里很消沉（事后分析，内心一直对过去，初高中时自己很聪明、活泼，跟现今的状态做对比，同时又焦虑未来，相比之下人很沮丧，不知未来如何。）这应该验证了佛关于人生无常的话，无常苦。

温和而坚持地去做内观，自我救赎！【是的！】

2016.11.20

昨天、今天状态不好，很困。上午起床后手机有两个**未接来电**（设置了静音），**是单位打来的。打回去后被批评了几句，**说手机**周末要开着**以防单位有事。最近一段时间所长对我态度差了很多，因为这半年来工作做得很消极，所长对我渐渐失去了耐心，**一有做得不好的地方便批评起来**。这周一更是当着众人的面教训我，这使我很焦虑不安，身体状态不好，使我全无心力去做好工作，内心的苦楚又无法向单位的人解释。【如果出自内心，能为自己考虑挺好！对批评有何感受？还是希望通过沟通而让领导放了自己？有待探索。】

这几天做内观呼吸和内观躯体时**很容易走神，**【“走神”是正常现象】比上星期注意力涣散了许多。还是要坚持去做内观，不管走神与否，不做评价，**分神了将注意力拉回来就好**。【是的！】

最近几天一直忧心，担心自己身心状态如此差，**将来的工作和生活怎么办？**【自动思维又出现了，又中招了？需要及时回到当下！回到静静的体验上！】自己的理解能力、记忆力一直没有好转，别人跟我讲话，我需要对方重复几次才能听得明白，同事私底下都有了议论。大脑的机能大不如生病前，这让我痛苦万分，感觉活得很艰难。

2016.11.22

早起又变得困难了，心情也变得差起来。早起到上午很低沉，中午睡不着，下午心情变得好一些。中午做了十几分钟的观呼吸，晚上做了四十多分钟。这一段时间，身体疲劳、虚弱感加强，膝盖也感觉很软，**身体状况随天气变化很明显，**【别人也是如此的！】心里开始怀疑现在是不是除了有心理问题，生理上也存在着疾病？**对照着中医的医学名词**阴虚、阳虚等症状，感觉自己是否存在中医上的毛病而久治不好？心里有点乱。【自动思维，评判是多么厉害！】

这几天做内观呼吸、内观躯体时常常走神，不如上一周那样全神贯注了。可能跟最近的状态不好有关。

无论怎样，内观还是要继续，现状虽然痛苦，但也不是最坏的，能够忍受，**在痛苦中前行。**【是的！去觉知、去体验！你的感受能力有变化，只是内心压抑的东西太多、太久，需要继续探索。尤其是探索与重要家人的关系，描述具体生活的点滴。"人"只是一种体验！】

2016.12.13

每天都在做正念呼吸及观躯体的练习，最近几天走神比较厉害，每次走神好长时间才发觉，又回到观呼吸上来，观声音、观思维也在坚持。每天做十几分钟，加上观呼吸、观躯体，一共 50 分钟左右。

今天上午由于工作失误的事，领导找我谈话了，要我注意工作方法，管好人就行了，具体的业务不必涉入太深——言语中表达出对我工作表现的不满，会谈后心里一直绷得紧紧的，感觉很沉重，中午躺下一直睡不着，**想想这几年来的遭遇，**受累于身心的恶劣状况，啥事都做不好，**跟同事、家人关系都不好，**让我感觉自己很失败。【又贴标签了吧。】

下午下班后，坐在办公室里，想了想自己与周遭的关系，想想上次去台州医院，包医生要我总结一下与重要亲人的关系，于是开始写。

回家路上，心情开始慢慢恢复，现在面临的困难很多，要做最重要的事：**调节好心理状态，恢复身心的健康，**其他的真的不重要，别人有误会，有不满，随它去吧。顺其自然，为所当为。【这也不重要，只要真心实意地接纳这样的自己即可！】

2017.12.14

早上起床时，一直在挣扎，心中很是恐惧、焦虑。对单位工作，想想这几天的遭遇，**心中有种怕的感觉，**早上在想请假后再睡回去的，但挣扎了下还是去上班了，起来后焦虑的感觉减轻了一些。【与感受相处的能力有待继续培养！】中午吃饭时，因工作的事，追问班长好几遍，他很不耐烦，当众训了我好几句“啥也不懂，说了你也不明白！”“别问了，我正在处理！”“你所长怎么当的”，我听了一时有些呆住，端着碗什么话也没说，埋头吃饭，**其实心里很是不愉快。**【与这种感受相处，叫“会心”！】

中午躺着睡不着，想想几年来的生活，想想和周围人的关系，想想工作，都是一塌糊涂的感觉，内心感觉很失败，杂念迭出，心头一阵阵发紧。想想也睡不着了，于是做了 40 分钟的观躯体和观念头，做完成后心里宁静了许多。**一直在反思进退失据的生活，**我到底错在哪里？对家人的冷漠是最大的失败。【因为你想控制却控制不了。】

晚上陪着孩子给他讲故事，孩子听得很开心，一直陪了一个多小时，自己的心情也好了很多，包医生说过的话又在我心中反思了一遍“你对工作的焦虑、关心，超过了对家人……”想想真是感慨。晚上陪孩子，写日记，内心安宁了许多，顺其自然。

2017.1.14

昨天去了台州医院，见了包医生。最近因为出差等原因，很久都没有来过了。从上次来台州医院到昨天，一个多月的时间，状态时有波动，心境恶劣的时候也有，**心中总有一些对无常的恐惧与担忧。**

上星期状态比较差，心境有些恶劣，持续了四五天，直到这周一达到了最低点。周一上午感觉极其的沉重，心境极差，有种撑不住了的感觉。中午午休时睡不着，于是做了40分钟的内观躯体，做完后轻松了一些，下午心境好了起来，周二到今天，心境大体上平稳，没有再恶劣的状况。现在回顾周一上午时的状态，绝望、无助，真有一番感慨。人生、心境的无常就跟大海一样，你永远不知何时风平浪静，何时恶浪淘天，要做到平常心真的不容易。

2015年12月**升职**后到2016年5月初，**心理状态一直较好，**没有心境恶劣的状态。2016年5月初的某一天，情况突然发生了变化：早上起不来床了，经常请假躺着一上午，甚至一天，持续心境恶劣，绝望、悲观，地狱般的感觉一直持续了7个月，不堪回首。从11月3日开始做内观后，状态渐渐回升，11月、12月一直到今天，时有波动，但大体趋势还是好转的。这周一时的境况，使我联想到了7个月的遭遇，以为又要陷入那种状态了，故而绝望万分。

昨天见了包医生，把这一段时间的情况讲了一下，他说现在的调整与治疗，并不意味着自此远离痛苦，而是培养一种平常心，去体验生活，与困难和平共处，今后状态还会有波动，要活在当下，体验生活。另：周五晚上跟妻子谈了很久，沟通很愉快。

这一次来临海，是过去一年来最愉快的一次，坚特正念，**做正确的事。**【没有“正确”与“错误”，只是去体验，与各种感觉共处！】

2017.1.16 星期一 多云

早上起床有些困，坚持下来，正常去上班，上午、下午状态一直很好，内心一直很平和。晚上回来后自己做了吃的，之后又带孩子去了超市。

现在很喜欢跟家人、特别是孩子在一起，上周六（前天）上午起来后有些困，但还是按照事先讲好的带孩子去了游乐场，一上午玩得很开心。现在跟家人在一起时比以往心平气和了很多，**不再像以往那样易躁易怒了，**【这也是一种体验！】有时候，妻子、孩子烦躁时，我也能保持平和心态，不像以前那样针锋相对的怒目相向。这是一个很大的改变，我越来越喜欢跟家人在一起的感觉，温暖、踏实。

2017.2.6

过年的长假结束了，在放假的最后一两天，心中有点恐惧，充满了对工作的恐惧。2 月 4 日上班第一天，内心空虚无着，呆坐在办公室。今天早醒后，心中恐惧感越发强烈，又请了假，一直躺到 11 点多才起来，起床后焦虑减轻了一些，中午去上班。

内心也在反省，究竟在惧怕什么？工作太多，人际太复杂，每做一件事都感觉困难重重，尤其是在**跟下边的一位班长的沟通中出了问题，使得自己更不敢去给他安排工作，**有些事因此耽误下来，工作更是恶性循环，干不好便愈发恐惧不敢去干。【怕得罪人？怕被人认为自己“无能”？】下午来办公室后，做了一点事，内心又有了充实感。焦虑、恐惧比上午轻了很多。最近一个多月来，情绪时有波动但脾气（尤其是对待家人时）**温和了很多，家庭也由此和睦了许多，**这是值得肯定的方面。【先得有属于自己的生活！】

2017.2.8

今天继续读《唤醒自愈力》。书中第 160 页里的一句话令我很有**同感：**“欢乐永驻的诀窍，便是帮助他人，**成为对他人有用的人。**这样你便会感到自己存在的意义。”最近一星期做了几件小的好事，都是不太费力、举手之劳的事，对方都感谢连连，自己的心中有一种欢愉、充实的感觉。也即是上句所说的“对他人有用的人”。【并且需要是心甘情愿的！】

《与自己和解》中也有一句：“德行本身，就是对生活最好的报答。”星期二晚上副局长找我谈话，谈到了目前的工作及某位（也有可能是数位）**主任对我的不满，**这让我心中有些情绪波动，但值得欣慰的是（从中也能看出数月来坚持禅修的效果），心态较快地恢复了平静。该做的事情还是要去做，但患得患失的心态已大为减少，为所当为，顺其自然就好。【自己对自己满意最要紧！】

从目前的状态来看，情绪好转较多，但波动不可避免，经过数月来的内观，最大的收获便是心绪的安宁，当自身境况恶化时不至于像过去十余年那样束手无策，禅修、内观要温和地坚持下去，成为生活的一部分。

2017.5.16

上周五去台州医院后，开始做探索困难练习，周五下午回来的路上，接到电话，说下周二电视台要来采访，要我做好准备，我一听头都大了，紧张的感觉一直在心头缠绕，晚上在做探索困难的练习时，就将这件事作为练习的素材，感受这件事**给我带来的困难并觉知这个困难给我带来了哪些躯体部位的不适感，观察并将呼吸引到相关区域。**【把这方法拓展到生活！】

我按照练习方法做，发现在面对困难时，头部的感觉（压力感，头大的感觉）比较明显，于是便对头部做呼吸练习，慢慢练习做，也就适应了困难探索练习。【看来这面子问题的根还在那里。】

周六在家，还在担心电视台来采访的事，怕上电视，**尤其怕万一遇到采访时自己答不上来多么丢人，**担忧了半天，就顺其自然了，“最坏能坏到哪里去呢”。我心里这样想着，心情也逐渐平复下来，事后证明，自己的担心完全是多余的，我的表现非常不错。

另：这一段时间一直在看小说《白鹿原》，自从去年听了包医生的话后，平时阅读也开始多关注文艺作品了，而不像以往一样仅限于历史类的题材。厚厚的一本《白鹿原》，每天都坚持看，越看越喜欢，十几天时间就看完了。书中的故事虽虚构但源于真实生活，人物的各种命运让人感慨，今天看到大结局，有几位人物的归宿**令我难过万分，**脑子里一直浮现着小说里的场景，感动、感慨、伤怀各种情绪交织，**由此联想到自己现今的生活，**更加感激生活的恩赐，要珍惜。

总结一下自己从去年 11 月 4 日开始内观到现在，已经坚持了 6 个月，总共进行了观呼吸，观躯体，观情绪，观思绪（声音与思维），宽恕训练，探索困难，正念内观。总之，要融会贯通，**进行规律练习。**【只是去练习，把正念融入生活即可，你身上“儒味”还不少呢。】

2017.5.24

昨天晚上以前科室的同事聚会，一起坐着吃了饭。自从调离原部门至今，已将近两年，原部门人员调进调出，已物是人非。我**在原科室待得不太顺畅，聚会时有些不自在。**【这就是“创伤”，与童年创伤类似。】

席间发生了一个小插曲，令我有些感慨。列席同事中，有和我同一办公室的小 M，年龄相仿，以前相处得很好，每天聊得都很开心，但自从我升职以后，**他的态度就发生了** 180 度的转向，对我冷漠至极，平时偶尔见面，点头一下便走开，**甚至有一次装作没看见。**昨晚他向席间人敬酒时（他喝的是饮料），轮到我时跳了过去，我当时心想可能是他疏忽了，但联想到平时对我的态度，估计是故意的，我于是装作若无其事，看他接下来敬谁，果然又不是我，这下终于明白了他的态度，**原来一直对我的晋升心怀嫉妒，**想想过去的友谊，想想过去还经常帮他的忙，心中有些寒心。【这也只是自己的感觉和感知，潜意识里害怕失去朋友？】

但今日的我毕竟和以往大有不同，半年多来的禅修内观，使我的心态好了很多，看淡了身外之事物，诚如**宽恕训练中所讲：**“他对我的伤害，是由于他的愤怨、苦痛与无明。”内心的痛苦减轻了很多。贪、嗔、痴三毒，于每个人，都是难以避免的煎熬，既然已看破，心中的怨念自会减少很多，心中更多的是遗憾。【能这么做，非常不错！那就对他练习宽恕和慈

悲吧。】

现在的生活令我**感到非常满足**、幸福：与家人和睦，工作也大体顺心，物质上也相对宽裕，老天对我很宽和，我非常感激。【或许这也是暂时的。】

另：现在正在修习的探索困难练习，自觉不太容易找到困难的事，因为每晚固定时间（睡前）做内观时的心态都是一天里最平和稳定的状态，这时寻找困难的事就比较困难，另外在做内观时容易走神，但**每次都能“回来”**。

五一节回老家了，将内观呼吸的方法教给了爸爸，他已坚持做到了现在，他说“自我感觉做了一段时间后，心里轻松了许多，反应也比以前快了”，内观训练又一次显示出了它的神奇力量，它已成为生活的一部分。每天都要练习。【这就好！】

2017.5.25

晚上躺在床上看《读者》，读到一篇《像正常人那样生活》其中有几句话：长寿的秘诀，就是正常地生活。俗世的磨炼是一剂良药。——这和包医生对我讲过的“为所当为，顺其自然”的生活不谋而合，我想起了五一节期间回家的经历，对此颇有体会：我的睡眠非常不好，常年靠吃安眠药（佐匹克隆等）维持，每次不吃药睡觉就有一种恐惧感，怕自己睡不着。虽然包医生多次嘱咐我停用佐匹克隆，但一直做不到，想想自己服用安眠药的时间跨度，已十二年有余，特别是最近几年，服用的频率（每天中午、晚上）和剂量越来越大，前年、去年一度肝功能出现异常，令我担忧万分。

言归正传，五一节回老家甘肃探亲，带上了孩子，对此家人（包括自己）都很担心，因为平时孩子都是跟他妈睡，我睡眠不好，晚上带孩子会更加失眠，家人怕我回家这几天会熬垮了，于是，临走前我带上了原来在服用的抗抑郁药米安色林片，又在网上买了佐匹克隆，结果临走前才得知我被骗了，卖佐匹克隆的那人收了钱后微信删了我，电话也屏蔽了我。药肯定也不会寄了，我心中阵阵紧张，对回家这几天的睡眠充满了担忧与畏惧。果然，回家的头几天晚上，因为**佐匹克隆断了药**，不停地咳嗽以及**孩子夜间翻滚、踢被子**等干扰，完全无法入睡，每晚只能睡几个小时，服了米安色林能睡一会儿，但第二天很**难受，索性不吃药了**。【这就是为所当为！】熬了几天以后，我对自己说：失眠就失眠吧，没有药，只能熬着，晚上睡不着就看书，第二天没精神也不去管他——**转变就发生在这个时候，**回家总共八个晚上，在煎熬了五个晚上后，睡眠有所好转了，开始能睡着了，对失眠的恐惧也渐渐变得轻起来，五一节过后到现在，二十多天里，睡眠质量也好了起来，几年来从未有过的轻松，每晚如果睡不着就躺着。

这段经历让我对**"顺其自然"四个字的理解**愈加深刻信服，回家时将内观呼吸教给了爸爸，他坚持做了以后，对观呼吸有利身心调节的神奇效果感叹不已。

衷心感谢生活，所有好的坏的，顺其自然地生活，保持内心的安宁。感谢包医生。【实践得挺好！继续实践！把正念融入生活！】

2017.7.16

每到周末，总有一种**百无聊赖**的感觉，周一到周五工作较忙，过得很充实，一到节假日闲下来，心里便空落落的，朋友很少，联系不多，周末也没人相约去活动，始终有孤独的感觉，心里时有慌乱，**怕被社会抛弃的想法**。于是平时下班回家、节假日都在看书，靠阅读来摆脱孤独感。【内在的意义感、孤独感问题仍有待解决！】

自觉自己还是太敏感了，微信群里同学、同事聊得热火朝天，自己从来没有参与，偶尔参与，又不够自信，总觉得别人对自己话里有话，语多不敬——高中、大学时代成绩一直名列前茅，心中的优越感一直有，而今泯于众人，心中难免有失落感。自尊而又自卑，想与过去的同学来往而又瞧不起这、瞧不起那的，对中学时代的人、事耿耿于怀，对现今的生活倒也相安无事。整天矛盾地生活着，久之性格变得沉郁，越发不善与人交往了，不合群的感觉始终相伴左右。

人生就在矛盾中度过，解决矛盾，或是顺其自然，与矛盾一起生活。【“面子问题”“自卑问题”仍有待解决。有读过“柏杨”的书吗？整体实践得不错！接下来的主题是：如何给自己的生命赋予意义呢？】

四、成长经历

1. 1 ~ 6 岁：无印象。（从小受家中**溺爱**，抗挫折能力差，适应能力差，跟母亲关系不亲。）【为何？】

2. 一年级 7 岁时，开始时家住畜牧站。记得当时看的动画片是蓝精灵。下午放学回家时，阳光洒在柏油路上，路边是开着黄色小花的蒲公英。7 岁后，家搬到农牧局家属院。一排平房，四个院落。我家在靠街那边。

3. 10 ~ 12 岁时，家中出现变故。先是因房屋泡水打官司，后又和三爹家失和，妈妈开始折腾，父母也开始吵架。【吵啥？】至到 12 岁小学毕业时，家中一直不稳定。妈妈经常去外地不在家。其间奶奶来家照顾过我。记得父子二人时，爸爸做饭，圆茄子特别好吃。

4. 12 岁开始上初中，因故被排挤到二中，【为何呢？】后经爸爸找关系，调到一中，都不是好的初中。初一时，自暴自弃。（记得那时，调一中的事还未定时，同学们已经开始上英语课了，我还和其他转学来的学生流落在校园，琅琅书声至今在耳。）学习成绩差。初一升初二时排在 25 名（差学校的 25 名已经很差了）。初一那年暑假，**爸爸对我很失望**。年少的我很不好意思见他，已经有了耻辱感。【所以现用忙碌去弥补？】初一暑假时，决心好好学习。那一年，爸爸调去野外上班，几天才回来一次。**妈妈依旧瞎折腾**，【能具体描述吗？】做生意常年不在家。我一个人在家、上学、**自己管自己，爸爸几天回来一次，留点钱给我**。

5. 14岁，初二时发奋学习，第一学期期中考试排名全班第七，班主任很惊讶，找我谈话。初三时化学竞赛全市第一、全省二等奖。那时每晚学至12点、1点、2点。因长期不注意休息，为后来的事埋下了隐患。

6. 15岁，每天熬夜学习，有好多次凌晨两点睡下，三点半又起来做难题。记得那时教育局提倡减负，初中取消夜自习。每天下午放学后去游戏厅玩一会再回家，**家中依然是我一个人**。中考总分644分，全校第二。**中考后，妈妈回来了，**对我的学业期望很大。从那时起家里渐渐稳定下来，我也不再一个人生活。【现在用忙碌逃避孤独？】

7. 16、17岁，生活每天按部就班，升高中后，同班的有原来初中的同学，都成了好朋友，也有新认识的同学。那时的日子也比较快乐，但心态时时起落。因为**马同学**，对他比较怕，关系也比较紧张。高一时心情紧张低落，大部分都是因为他。高一时我还担任班长，是**被人恶作剧推上去的，当得一塌糊涂**。高一下学期或高二上学期时，周末起床后感觉头晕，估计是感冒了。从那时开始，身体就不太舒服了，学习也开始有些吃力，状态周期性变化，三四天昏沉后会清醒一天。

上高二后头晕加重，开始四处求医：中医院、县医院，脑电图、X光等都做了，都没有发现异常。鼻窦炎穿刺也做了好几次，每次做完后会清醒一天。那时身体也开始不适，嗜睡，有时睡很久也不够。之后又去兰州看病。记得是早上坐火车去的。在兰医二院，也没看出什么结果。高二时学业因此被耽误。有一次物理考试，因为自己什么都没学过，就没去考，心中开始对未来担心起来。学习能力也开始下降，头晕脑热的感觉时时都有。

8. 18岁，高三时上课基本都在自学。有一次被化学老师×××不点名骂了。头晕依旧（补：高二时有一次天很冷，参加完早上升旗后，自己居然走路都很困难，一路艰难回到教室）。高考时，考卷类型换了（可能是当年四川卷子被盗有关），比平时的卷子难很多。数学、综合答得很不顺利，都没答完卷子。考试后大脑一片空白，××× 喊我，我都装没听到。

（补：6 月 7 日高考，6 日晚上自觉有些发烧，妈妈紧急带我去挂针，怕我第二天爬不起来了。所幸有惊无险，7 日早上和 ×× 一起去考试，天晴朗，途中下过一场雨，我俩躲在楼道门洞内。数学考完，和 ×× 一起去了十六铁路边的山上，因为大家心情都不好。）

考完后估分，结果 480 分，大出意外，心想完了，准备补考，求考上西北师大，然后再考研算了。后来四处打听，大伙都考得差。报志愿时有些慌乱，中国矿业大学等院校也报了，第一志愿是中国农大，志愿表都交了，结果听王阿姨的话，又改成了华北电力大学。

高考成绩出来后，513 分，比估的分多了 30 分。之后就是军训，期间还晕倒过一次。

9. 19 岁，2004 年暑假，实习结束后，我背着大包去了农大。××× 暑假不回去，我住到了他的宿舍。其间宿舍有虫子，好几个人全身起了包，奇痒无比。

五、小结

本案中的来访者可谓是顽固的“抑郁症”者，症状反复发作，但多方治疗效果却不好。其中的原因是不管医生还是患者本人，一直只着眼于症状的治疗，而没有关注到他不良的学习、思考、生活模式。

在“禅疗”过程中，当他停止用“儒术”“武装”大脑，学会运用“禅学智慧”摆脱刻板的生活模式之后，压抑逐渐被解除，内在的“真我”逐渐被释放，“抑郁”也就消失于无形。

后 记

作者以自己大量的临床治疗经验为依据，通篇在强调如下观点：

1. 抑郁首先是生活或者是人生问题，然后才是医疗问题，我们需要把抑郁问题还原回生活/人生问题去加以解决。

2. 如果你希望彻底摆脱抑郁的困扰，就需要在规范的药物治疗之外，及时跟进心理治疗、改变生活模式和饮食习惯等方法。

不知抑郁的你是否已经领会作者的良苦用心。

如果抑郁的你能在运用书中介绍的治疗方法消除自己的抑郁症状之外，再解决导致这些症状的潜在问题，那么你的生活品质和心灵品质都会得到提高。

如此，我心甚慰！